巧学妙用中草药系列

妇科病
中医调养方

主　编　殷燕云

副主编　陈　婕

编　者　（以姓氏笔画为序）

仰　晨　邹弈洁　张长华　陈　婕

殷燕云　童星丽

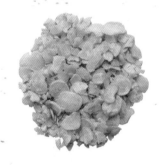

U0212476

人民卫生出版社
·北京·

图书在版编目（CIP）数据

妇科病中医调养方 / 殷燕云主编. — 北京：人民
卫生出版社，2021.5
（巧学妙用中草药系列）
ISBN 978-7-117-31103-8

Ⅰ.①妇… Ⅱ.①殷… Ⅲ.①妇科病－中医治疗法
Ⅳ.①R271.1

中国版本图书馆 CIP 数据核字（2021）第 005657 号

人卫智网	**www.ipmph.com**	医学教育、学术、考试、健康，购书智慧智能综合服务平台
人卫官网	**www.pmph.com**	人卫官方资讯发布平台

妇科病中医调养方
Fuke Bing Zhongyi Tiaoyang Fang

主　　编：殷燕云
出版发行：人民卫生出版社（中继线 010-59780011）
地　　址：北京市朝阳区潘家园南里 19 号
邮　　编：100021
E - mail：pmph @ pmph.com
购书热线：010-59787592　010-59787584　010-65264830
印　　刷：保定市中画美凯印刷有限公司
经　　销：新华书店
开　　本：889×1194　1/32　　印张：9.5　　插页：8
字　　数：190 千字
版　　次：2021 年 5 月第 1 版
印　　次：2021 年 5 月第 1 次印刷
标准书号：ISBN 978-7-117-31103-8
定　　价：48.00 元

打击盗版举报电话：010-59787491　E-mail：WQ @ pmph.com
质量问题联系电话：010-59787234　E-mail：zhiliang @ pmph.com

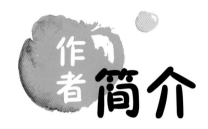

作者简介

沈佳

　　南京中医药大学第二附属医院（江苏省第二中医院）治未病科主任医师。江苏省优秀中青年中医临床人才，第四批全国中医临床优秀人才，先后跟随全国名老中医暨江苏省国医名师王灿晖教授、孟河医派第四代传人张继泽教授、著名中医肝病专家薛博瑜教授等学习。著有中医小说《不平凡的中医》，主编《中医名方使用一通百通》系列。

　　多年来，接受《扬子晚报》《南京日报》《金陵晚报》《南京晨报》等媒体的健康访谈，经常撰写医学科普文章，做客于江苏省广播电视总台、南京广播电视台的多个健康栏目，如"万家灯火""名医坐堂""标点健康""健康新7点""小芳健康网"等，解答中医膏方、健康养生、肿瘤防治等方面的知识。

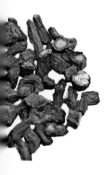

殷燕云

女，医学博士，主任医师，硕士研究生导师，江苏省中医院生殖医学科副主任（主持工作），擅长治疗不孕不育等疑难病症。系全国第三批名老中医药专家学术经验继承人，师从国医大师夏桂成。江苏省医学会生殖医学分会委员，江苏省中西医结合学会生殖医学分会委员，中国中医药研究促进会妇产科与辅助生育分会常务委员。

发表医学论文20余篇，参编专著3部，主持国家、厅、局级课题5项，是夏桂成团队成员，2011年本团队获得江苏省科学技术进步一等奖，2015年获得江苏省中医药科学技术一等奖、中华中医药学会李时珍医药创新奖，2018年获得中国中西医结合学会科学技术一等奖。

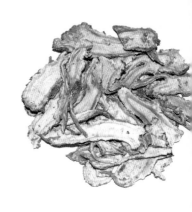

内容提要

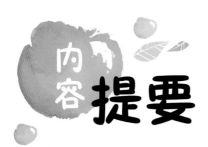

　　本书精选中医治疗效果良好的妇科常见疾病，围绕痛经、功能失调性子宫出血、不孕症、先兆流产、带下病进行深入浅出地讲解。本书汇集古今大量文献资料，图文并茂，结合作者 30 多年临床经验，通过通俗易懂的语言，阐述了妇科常见疾病的发病机制及有效治疗方法，纠正常见认识误区，介绍简、便、验、廉的中医治疗方案，从"经典方剂""特色中成药""单方验方""食疗调护"四个方面详细阐述，包含经典方剂 37 首、特色中成药 37 个、单方验方 37 个、食疗方 40 个，既有方剂也有药物，既有膳食也有护理，在介绍的同时，我们还提供病例佐证、趣味故事，从而方便读者全面了解、对照选择。全书文字精炼，通俗易懂，所选方剂简便实用，希望本书的出版能为妇科疾病患者带来福音。

孟河醫派　薪火相傳

沈佳日道惠存

張鏡渾題

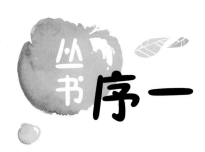

丛书序一

　　"中医药学凝聚着深邃的哲学智慧和中华民族几千年的健康养生理念及其实践经验，是中国古代科学的瑰宝，也是打开中华文明宝库的钥匙。"这是习近平总书记给予传统中医药学内涵的深度凝练和高度评价。随着医学科学技术迅猛发展、社会文明不断进步，现代疾病谱的变化，中医药学所秉承的"不治已病治未病"的思想理念，在现代疾病防治中的实用价值应得到更好的体现。

　　为顺应《"健康中国2030"规划纲要》和《中华人民共和国中医药法》颁布实施之势，应大力传播中医药知识和易于掌握的养生保健技术方法，加强中医药非物质文化遗产的保护和传承运用，深入挖掘中药效方、验方及中医非药物疗法，使中医药在治未病中的主导作用、在重大疾病治疗中的协同作用、在疾病康复中的核心作用得到充分发挥，推动中医药理论与实践发展，大幅提升全民健康素养，以塑造自主自律的健康行为。

有鉴于斯，本丛书汇集临床各科健康养生专家、学者、青年才俊，涵盖糖尿病、哮喘、心脑血管病、男科病、妇科病等十余种病症，从疾病基础知识、治方、食疗等方面，奉毕生之丰富临床实践经验，深入浅出、浓缩精华，字字珠玑，示览阅者以效法，既便于学，更切于用，乐为之序。

江苏省中医药发展研究中心　费忠东

2021 年 1 月于南京

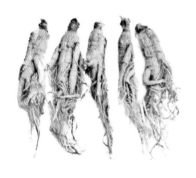

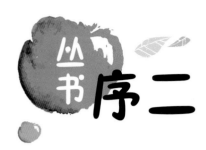

丛书序二

　　近些年来，国家主要领导人在不同场合、不同层面提到我们中医药工作者要积极发挥中医药特色、优势，而近年来连续颁布的几个文件也从方方面面对于中医药的传承、发展等作了详细的规划与部署，对于我们老一辈的中医药工作者来说，真有"吾心甚慰"之感。

　　"治未病"理念最早出自《黄帝内经》一书，传承至今，在预防、治疗、康复等医疗阶段，都有其指导意义。

　　随着人均寿命延长、环境变化以及生活方式改变，各种慢性疾病越来越多，也悄然影响着老百姓的身心健康。我虽主要研究温病，然近些年门诊中的患者，慢性病也愈发增多。那么，如何将"治未病"的理念贯彻到慢性病、常见病的防治工作中去，也是我们中医药工作者需要思考的课题。

沈佳主任医师，我之同乡，亦我之学生。热爱中医，在坚持中医特色的临床实践之余，借助各种渠道进行医学知识传授，尤其是中医的科普与写作，著述甚丰。今将其主持编写的"巧学妙用中草药系列"丛书中部分书稿展示给我，书稿从各种常见病、慢性病的基础知识、认识误区等开始介绍，更用大幅篇章介绍了相应疾病的经典方剂、特色中成药、单方验方、食疗调护等，条理分明，行文流畅，便于读者朋友自行对照参考。不仅切合临床实际，也是在慢性病、常见病中体现"治未病"理念的一个很好的尝试。故乐为之序。

王永钧

2021 年 1 月 10 日

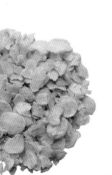

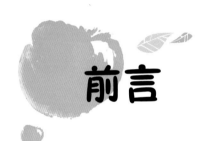

前言

朋友，您是否在为自己的顽固性失眠而苦恼？您是否不知自己如何管理、监测糖尿病？您是否为家人久治不效的胃炎犯愁？您是否为肝硬化到处求医？您是否羞于启齿自己的隐疾？您是否面对养生信息的海洋，而不知道如何选择适合自己疾病的食疗方法？

为了更好地回答前面的各种问题，我们应人民卫生出版社之邀，组织了一批中医临床、中药学、中医护理、中医养生方面的专家，共同编写"巧学妙用中草药系列"。在编写中，我们选择临床最为常见、最为困扰老百姓的一些疾病，先介绍这种疾病的基础知识，同时也介绍老百姓对这种疾病的一些认识误区，再从临床角度，对某一疾病的中医常见类型、治法分别论述。而在某一治法下，又从"经典方剂""特色中成药""单方验方""食疗调护"四个方面详细阐述，既有方剂，也有药物，既有膳食，也有护理，在介绍的同时，我们还提供病例佐证、趣味故事，从而方便读者全面了解、对照选择。整套系列，行文流畅，通俗易懂，深入浅出。

　　本分册是妇科病症的一个专题。妇科中医医案记载最早可追溯到约 2200 年前的秦代。据记载，太仓公淳于意首创"诊籍"，其中载有"韩女内寒月事不下"及"王美人怀子而不乳"的妇科病案。汉代医事制度上设有"女医"，马王堆汉墓出土的文物中有《胎产书》，是现存最早的妇产科专著。东汉医圣张仲景《金匮要略》的妇人病三篇，开创了妇科疾病外治法的先河。本书上承经典，下效时贤，结合作者临床体会，选取女性常见五大病症，编为此册，力争"结构合理、层次清晰、简洁明了、通俗易懂"，以供广大热爱健康的女性朋友参考。

编者

2021 年初春

妇科病常用中药材图片

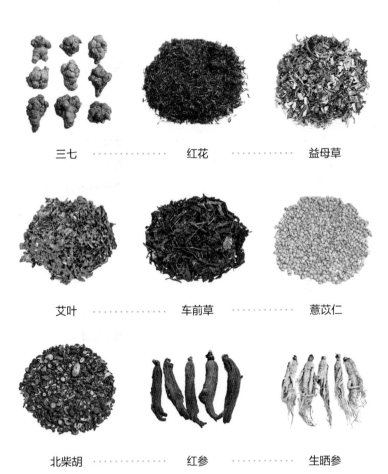

三七 ·········· 红花 ·········· 益母草

艾叶 ·········· 车前草 ·········· 薏苡仁

北柴胡 ·········· 红参 ·········· 生晒参

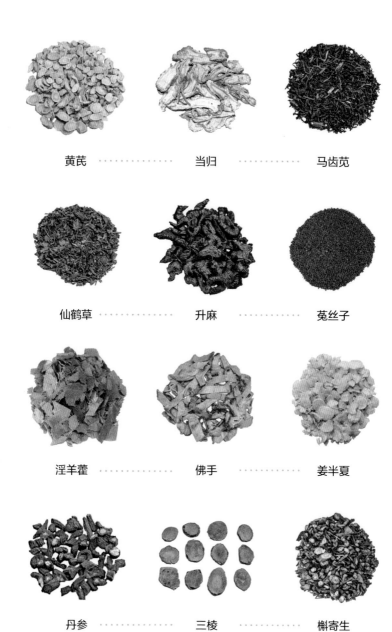

黄芪 ········· 当归 ········· 马齿苋

仙鹤草 ········· 升麻 ········· 菟丝子

淫羊藿 ········· 佛手 ········· 姜半夏

丹参 ········· 三棱 ········· 槲寄生

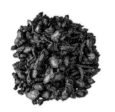
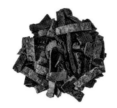
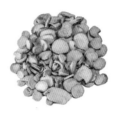

续断 ············ 杜仲 ············ 生白芍

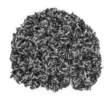
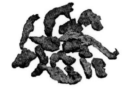
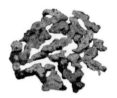

莲子心 ············ 炒苍术 ············ 生苍术

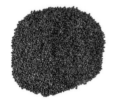
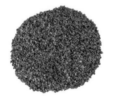
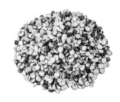

沙苑子 ············ 蛇床子 ············ 芡实

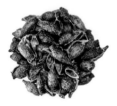
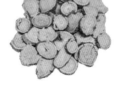
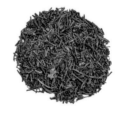

金樱子 ············ 苦参 ············ 龙胆草

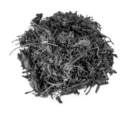

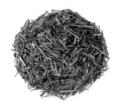

紫花地丁 ·· 半枝莲

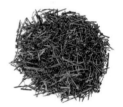

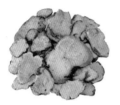

白花
蛇舌草 ·· 七叶
一枝花

目录

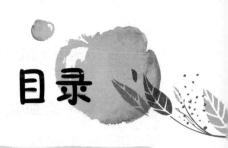

痛经

功能失调性子宫出血

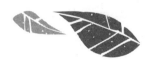

不孕症

带下病

痛经

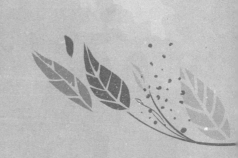

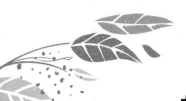

第一篇

基础篇

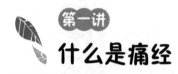

第一讲

什么是痛经

一、痛经是疾病吗

痛经是女性行经前、经期、经后出现的周期性的下腹部及腰骶部疼痛不适，可同时伴有小腹坠胀、经行不畅。轻者疼痛不显，经血畅流后腹痛可缓；重者疼痛剧烈难忍，甚至痛厥，手足冰冷，恶心、呕吐，痛苦不堪，需要服用镇痛药物方能缓解。痛经可自女性初潮后开始，甚至可能伴随女性一生，直至绝经后消失。痛经作为一种主观描述性的症状，它代表机体传递给我们一个怎样的信息呢？让我们一起来解读它。

痛经应该被当作一种妇科疾病吗？实际上，与其说痛经是一种疾病，不如认为它是女性月经周期的典型症状，它既可以是正常生理的表现，也可以是异常病理的征兆，不应该笼统地归为疾病。月经期人体释放出大量血管收缩物质引起子宫收缩过强，子宫呈现缺血、缺氧状态，从而出现痛经症状，痛经也是上个月经周期发生排卵的有效佐证之一，但疼痛的主观感觉强弱又与个人疼痛耐受阈值相关，因此，痛经常因人而异。

二、痛经需要治吗

痛经给女性带来了不同程度的不舒适感与不愉快。痛经可伴随有小腹坠胀，隐痛、疼痛连及腰骶，严重者可伴恶心、呕吐、冷汗淋漓、手足厥冷，甚至昏厥，给女性朋友的工作及生活带来了极大的不便。所以，如果女性朋友出现痛经现象，应及时到正规医院检查，对症治疗是关键。若为单纯性痛经而并无原发性妇科疾病，可选择简便的非处方药物或针灸缓解疼痛，若有原发性妇科疾病，需进行及时诊疗，以免延误病情。若不及时治疗，有可能导致以下危害。

1. **不孕症** 痛经与不孕症有着密切的联系，不孕症患者常可伴随出现不同程度的痛经。

2. **影响生活** 痛经时，女性身体不适，下腹疼痛难忍，给女性工作、学习以及生活造成诸多不便。

3. **潜在危机** 痛经患者应警惕患盆腔炎、子宫内膜炎、子宫内膜异位症以及子宫腺肌病等疾病的可能，这些疾病常常是导致女性不孕的关键原因。

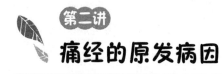

第二讲
痛经的原发病因

一、什么人群容易发生痛经

痛经多始于青春期，常在月经初潮后1~2年内发病，部分患者在月经来潮前就开始出现隐痛，大部分人在月经第1天痉挛性疼痛逐渐加重或显著或最为剧烈，疼痛多位于小腹部，可放射至大腿根部内侧或腰骶部，疼痛可持续2~3天后缓解，少部分在月经结束后仍可有隐痛感。育龄期女性如有妇科盆腔手术史、剖宫产史、经期过长史、不明原因不孕症病史及慢性盆腔痛病史，也需要警惕痛经的发生，此类痛经伴有原发性疾病，需要探明基础病因后采取相应治疗方法，忌见痛止痛。

二、痛经有不同类别吗

痛经的病因不同，可分为原发性痛经与继发性痛经，顾名思义，原发性痛经指无器质性病变的痛经，占痛经的90%；继发性痛经则是指由器质性疾病引起的痛经，可能是多种妇科疾病 [如子宫内膜异位症、子宫腺肌病、盆腔炎后遗症（俗称"慢性盆腔炎"）、宫腔粘连、生殖器官发育异常等] 的症状。原发性痛经多开始于青春期，初潮后即出现。继发性痛经多始于生育期，初潮后几年才出现，多有妇科器质性疾病史或宫内节育器放置史，妇科检查可有异常发现。

三、痛经带给我们的暗示

女性发育完全后，可出现每个月经周期规律的排卵。怎样可以简单地发现自己排卵了呢？痛经正是发生排卵的有力证据。排卵后卵泡液中释放适量的收缩血管物质，在它的作用下可发生排卵期疼痛及行经期前后小腹疼痛。一般而言，这种疼痛较轻，容易耐受，持续数小时或 1～2 天。而严重的痛经就可能是多种妇科疾病的先驱表现，尤其与宫腔粘连、宫颈／阴道狭窄、处女膜闭锁、子宫内膜异位症／腺肌病等密切相关。如果能早期明确痛经病因，治疗原发病，可缓解或降低疾病对身体造成的累积伤害，逆转生育期生殖障碍。当然，疼痛的轻重程度并不能通过精确测量而得知，加上不同人群对疼痛的耐受性并不一致，我们不能仅仅依据疼痛这一单一症状，妄下判断，需要结合其他检查手段明确。对于处于青春期的痛经患者，在不排查致病原因的基础上，积极地予以对症处理即能缓解患者的恐惧心理，减少学习、生活中的障碍。若能及早区分原发性及继发性痛经，明确原发病因，观察疾病进展，早期进行干预，对其步入生育期后的影响极为重要。

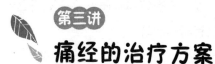

痛经的治疗方案

一、青春期时对痛经的正确处理

青春期痛经多为原发性痛经，少部分因生殖道或生殖器官发育异常（如宫颈狭窄、阴道狭窄、处女膜闭锁等）所致。疼痛感因个人痛阈不同而有差异。首先，应注重自我心理疏导，明白疼痛为正常生理反应，消除月经来潮时紧张、焦虑、烦躁等不适感；其次，要适当增加休息与睡眠时间，减轻精神、心理压力；再者，避免食用生冷、寒凉的食物及冒雨涉水等。经期不建议进行剧烈运动，但适当的锻炼对减缓痛经有一定益处。疼痛不能忍受时，可进行药物治疗，最常用的为前列腺素合成酶抑制药物，如布洛芬（芬必得），每次 200～400mg，每日 3 次或 4 次，口服，可迅速缓解疼痛。有生殖道及生殖器官发育异常的青春期痛经患者，与医生充分沟通后可进行相应的矫正手术。

二、生育期时对痛经的正确处理

生育期痛经多为继发性痛经，经妇科检查，宫腔镜、腹腔镜检查及血液检查可发现原发性病因，为多种妇科疾病的临床表现之一。一般治疗方法同青春期处理。对确实存在器质性病变的女性，常因合并不孕症或慢性盆腔痛而就诊，需要进行更全面的检查。此类痛经的病因最常见的为子宫内膜异位症或子宫腺肌病。子宫内膜异位症、子宫腺肌病以进行性加重的痛经、月经量增多等为典型症状，但疼痛程度与病变严重程度并不呈正比。病变轻微，疼痛不剧烈者，可使用前列腺素合成酶抑制药（吲哚美辛、布洛芬），疼痛较剧烈者，可口服避孕药、促性腺激素释放激素激动药等使病灶萎缩，缓解痛经。药物治疗不效者，需要进行手术治疗。有生育要求者，应尽快促使妊娠，分娩后症状可有缓解，并有望治愈。

三、更年期时对痛经的正确处理

更年期月经紊乱，缺少规律性的周期排卵，痛经较少见，且伴随着即将结束的月经，痛经多能缓解。更年期月经紊乱，治疗上强调协助患者平缓度过此期为好，谨防子宫内膜恶性病变。

第四讲
痛经的迅速缓解方法

一、来月经前就痛经怎么办

痛经发生的时间因人而异，月经前、月经后均可发生，以行经期发生痛经最为常见。经前痛者，常在月经来潮前 12 小时发生，其后逐渐加重，至行经期第 1 日最剧烈，此类疼痛多因子宫内膜脱落、前列腺素释放引起子宫收缩而发生，可给予前列腺素合成酶抑制药物缓解疼痛，外敷温热物品，服用中药或施行针灸可温经活血通络，促使月经来潮，经血顺畅，有效缓解痛经。

二、来月经后才痛经怎么办

与经前痉挛性下腹疼痛不同，经后疼痛多为隐隐的空痛或者牵扯性疼痛，多因行经后体质偏虚、偏寒，机体气血不足所致，建议保证足够的休息时间，补充睡眠，进食补益食物或药物，促进阴血恢复与子宫内膜的修复。

三、可以长期服用镇痛药吗

一般情况下，轻微的痛经不需要药物治疗，而疼痛难忍者，前列腺素合成酶抑制药（布洛芬、吲哚美辛）一类的抗炎镇痛药物即可有效缓解。女性朋友经常有个疑问，痛经若不能完全治愈，面对每个周期的痛经均临时服用镇痛性药物，会引发药物依赖性吗？会对人体产生不良影响吗？

我们认为，此类药物并不会对人体产生过大的不良影响，但无论是对于原发性痛经或是继发性痛经，镇痛药物均不能有效根治。对于原发性痛经患者，可联合针灸、中药等调治，对于继发性痛经患者，需根治基础疾病，不可盲目止痛。

四、推迟月经是怎么回事

无论痛经程度如何，均会给女性的学习、工作等带来不便。在面临升学、升职期间，女性朋友常希望能推迟月经来潮，以便能全身心地投入。推迟月经的原理正是利用了正常月经来潮的机制。我们知道，有排卵才能来月经，所以，利用口服避孕药抑制排卵即可推迟月经，口服避孕药需在排卵前开始服用。

那么，已经发生排卵该如何推迟月经呢？我们知道，妊娠女性是不会来月经的，因为体内有一种名叫孕酮的物质可支持内膜不脱落。人体排卵后就会产生孕酮，但与妊娠女性不同的是，未妊娠女性排卵后 10 ~ 14 天孕酮会由增加变为降低，孕酮下降月经就会来，因此，我们利用体外持续性给予孕酮制剂（如黄体酮注射液、地屈孕酮片、黄体酮软胶囊、黄体酮胶丸等），维持体内孕酮水平，即可推迟月经来潮。

第二篇

活血化瘀止痛篇

中医论痛经之痛,主要归于两个方面:"不通而痛"与"不荣而痛"。不通而痛,指因体内瘀血、气郁、寒湿等邪气阻塞经络,导致血行不畅,瘀阻不通而发生疼痛;不荣而痛,指因体内正气不足,气血亏虚,不能够滋养脉络,枯萎不荣而发生疼痛。因此,治疗痛经之法有驱邪之法,如理气化瘀止痛、温经散寒止痛、滋阴清热止痛、疏肝解郁止痛等;还有补益之法,如益气养血止痛。针对不同的痛经病因采取相应中药论治,以期能够达到治愈的效果。

本篇主要论述活血化瘀止痛,后续诸篇则会分别阐述其他止痛方法。

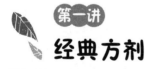

第一讲

经典方剂

❧ 膈下逐瘀汤——膈下逐瘀痛经舒

1. 膈下逐瘀汤的组成和起源　膈下逐瘀汤出自清代王清

任《医林改错》。此书成于道光年间，那个年代西方医学不断进入中国，王清任专注于中西合璧的医学，突破传统中医望、闻、问、切的四诊诊疗方法，开辟中医观念指导下的解剖学，以阐释中医学的生理、病理机制。王清任在活血化瘀理论及临床方面作出新的贡献，全书约有一半以上内容即为此而作，创制了系列活血化瘀药方，如通窍活血汤、血府逐瘀汤、膈下逐瘀汤、少腹逐瘀汤等，分治不同部位的瘀血之证。膈下逐瘀汤之名因此而来，膈下原指肝胆所位于的胁肋部位。中医脏腑学说认为，肝脏总管全身气血运行，因此，膈下逐瘀汤行气活血、化瘀止痛之力甚强，应用于气滞血瘀型痛经，效果甚佳，其方由炒五灵脂 6g、炒当归 9g、川芎 6g、桃仁（研泥）9g、牡丹皮 6g、赤芍 6g、乌药 6g、延胡索 3g、甘草 9g、制香附 5g、红花 9g、炒枳壳 5g 组成。

2. 膈下逐瘀汤的巧妙搭配　方中当归、川芎、赤芍养血活血，与逐瘀药同用，可使瘀血祛而不伤阴血；牡丹皮清热凉血，活血化瘀；桃仁、红花、五灵脂破血逐瘀，以消积块；配香附、乌药、枳壳、延胡索行气止痛；尤其川芎，不仅能养血活血，更能行血中之气，增强逐瘀之力；甘草调和诸药。全方以逐瘀活血和行气药物居多，使气帅血行，更好发挥其活血逐瘀、破癥消结之力。

3. 哪些痛经患者适合使用　凡属于气滞血瘀型痛经均可服用，可通过月经情况与全身症状来辨别。

笔者曾治疗过一位患者，王某，女，16 岁，学生，江苏省南京市人。主诉：经行腹痛 2 年余。病史：患者自 14 岁初潮经行腹痛 2 年余，建立规律月经半年，经前或经期小腹胀痛，经血量少，行而不畅，经色紫黯有块或有烂肉样物排出，血块下则腹痛减轻，腹痛重甚时可见恶心、呕吐，兼可见乳房胀痛，胸闷不舒，舌质紫黯或有瘀点、瘀斑。诊治：该病证属肝失调达，冲任气血郁滞，予以理气行滞、化瘀止痛，方拟膈下逐瘀汤加吴茱萸、法半夏、陈皮（降逆和胃止呕），经前3日即开始服用，连续调治3周后，经行痛减，经血血块减少。

4. 服用膈下逐瘀汤的注意事项　此方中含有五灵脂，为复齿鼯鼠的干燥粪便，灵脂块是鼯鼠的粪便与尿液的混合物夹以少量砂石干燥凝结而成，味臭。既可单味炒研末，温酒送服，又可与其他药物配合使用。医书古籍有注五灵脂不能与人参同时服用。

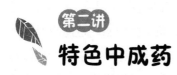

第二讲
特色中成药

一、田七痛经胶囊——田七止痛瘀血逐

主要成分：三七、五灵脂、蒲黄、延胡索、川芎、木香等。

功效主治：行气活血，调经止痛。本品为胶囊剂，内容物为浅灰黄色的粉末，气微香，味微甘。用于痛经气滞血瘀所致的经前或经期小腹胀痛，经血量少，行而不畅，经色紫黯有块或有烂肉样物排出，乳房胀痛，胸闷不舒，舌质紫黯或有瘀点，脉弦者。

用法用量：每粒装 0.4g，口服，经期或经前 5 天 1 次，每次 3~5 粒，每日 3 次，经后可继续服用，每次 3~5 粒，每日 2 次或 3 次。

注意事项：服本药时不宜同时服用人参或其制剂。气血亏虚所致的痛经、月经失调不宜选用，其表现为经期或经后小腹隐痛喜按。痛经伴月经失调或伴有其他疾病者，或服药后痛经不减轻，或重度痛经者，需至医院就诊。若有生育要求（未避孕），宜从经行当日起服用，直至痛经缓解。

二、桂枝茯苓丸——活血定痛化癥瘤

主要成分：桂枝、茯苓、牡丹皮、桃仁、赤芍等。

功效主治：活血消癥，化瘀止痛。本品为硬胶囊，内容物为棕黄色至棕褐色的颗粒和粉末；气微香，味微苦。用于妇人瘀血阻络所致癥块、经闭、痛经、产后恶露不尽；子宫肌瘤、慢性盆腔炎包块、痛经、子宫内膜异位症、卵巢囊肿见上述证候者；也可用于女性乳腺囊性增生属瘀血阻络证，症见乳腺疼痛、乳房肿块、胸胁胀闷；或用于前列腺增生属瘀阻膀胱证，症见小便不爽、尿细如线，或点滴而下、小腹胀痛者。

用法用量：口服，每次 1 丸，每日 1 次或 2 次。

注意事项：偶见药后胃脘不适、隐痛，停药后可自行消失。本品药物说明虽写有经期停服，但对经期月经量不多者可应用，化瘀止痛、活血通经之效佳。

三、散结镇痛胶囊——软坚散结消痛瘀

主要成分：龙血竭、三七、浙贝母、薏苡仁等。

功效主治：软坚散结，化瘀定痛。本品为硬胶囊剂，内容物为红棕色的粉末；气香，味甘、苦。用于子宫内膜异位症（痰瘀互结兼气滞证）所致的继发性痛经、月经不调、盆腔包块、不孕等。

用法用量：每粒装 0.4g。口服，每次 4 粒，每日 3 次。

注意事项：该药物主要用于治疗子宫内膜异位症及其引起的相关痛经、慢性盆腔痛，对于非子宫内膜异位症的剧烈痛经，亦可以服用。

四、独一味胶囊——活血止血痛可除

主要成分：独一味。

功效主治：活血止痛，化瘀止血。本品为胶囊剂，内容物为深棕色的颗粒或粉末；味微苦。用于多种外科手术后的刀口疼痛、出血，外伤骨折，筋骨扭伤，风湿痹痛以及崩漏、痛经、牙龈肿痛、出血等。

用法用量：口服，每次 3 粒，每日 3 次，7 天为 1 个疗程；或必要时服。

注意事项：独一味味甘、苦，性平、微寒，现代药理研究表明其具有提高非特异性免疫和特异性细胞免疫、抗菌、镇痛、止血作用。无瘀滞者不宜使用。

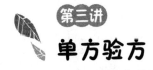

第三讲
单方验方

一、三七——活血定痛可化瘀

三七，首见于《本草纲目》，其味甘、微苦，性温，归肝、胃经，功擅化瘀止血、活血定痛，可治疗瘀血型痛经、经行不畅、经行血块等。《本草纲目》记载三七："止血散血定痛，金刃箭伤、跌扑杖疮、血出不止者，嚼烂涂，或为末掺之，其血即止。亦主吐血衄血，下血血痢，崩中经水不止，产后恶血不下，血运血痛，赤目痈肿，虎咬蛇伤诸病。"三七是活血化瘀止痛的良药，擅治诸类出血证、瘀血证，具有"止血不留瘀，化瘀不伤正"的特点，尚有补虚强壮的作用，与猪肉炖服，用治虚损劳伤。现代药理研究显示，三七的止血活性成分主要为三七氨酸，能够缩短出血和凝血时间，具有抗血小板聚集及溶栓作用，能够促进造血、降压，具有镇痛、抗炎、抗氧化等作用。

关于"三七"有一个传说

在很久很久以前，有一对兄弟，哥哥陈大勤奋好学，继承了家传的医术，开了一个医馆，一边行医看病，一边种植药材，而弟弟陈二则不思上进，整日游手好闲，不务正业。

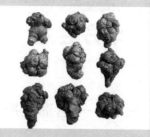

三七

有一天，弟弟陈二突然患病，得了急症，症状是七窍出血。哥哥看了以后，知道需要立即止血，急忙到药圃中刨了一棵草药，亲自煎汤喂弟弟服下。弟弟连服几剂后，七窍出血的症状竟然很快就痊愈了。

弟弟陈二感到十分惊奇，就问哥哥用的什么药，哥哥说是祖传的一种止血草药。弟弟认为这个药草能给他带来钱财，就向哥哥要了一些这种草药的小苗，栽在自家园子里，到了第2年，这棵草药也渐渐长大。

说来也巧，陈二的邻村有个财主，财主的儿子也得了出血的毛病，请了当地不少有名的大夫，可是吃什么药也不管用，眼看再拖下去可能就快死了。财主打听到陈二患过类似的病，后来吃了一种草药就治好了，于是到陈二家寻医问药。

陈二听说后，心想这个好办，正好当初移栽了那棵药物，看来自己发财的机会到了。于是就把种在自家园子里的那棵草药挖了出来，给财主的儿子煎汤喝了，然后坐等财主前来致谢。然而天不从人愿，几剂之后，不但没治好财主儿子的病，反而出血不止，最后人也死了。

财主死了儿子，像疯了一样，告到县官那里，陈二被抓了起来。哥哥陈大得知后，急忙前去申诉，告诉县官，这并不是弟弟的过错，弟弟给财主儿子用的确实是止血草药熬的汤，只不过这种草药才生长了一年，还没有什么药性，要长到三至七年时药力才最强。

这件事轰动了周围数乡，渐传渐广，人们也知道了这种草药的采挖时间。后来，人们就给这种草药起名叫三七，意思是生长三至七年的药效最佳。

什么样的痛经患者适合使用三七呢？具有血瘀症状的患者，如经血量少，行而不畅，经色紫黯有块或有烂肉样物排出，舌质紫黯或有瘀点者，其他如月经量多或淋漓不尽，或经期延长不能自止夹有血块者，证属血瘀的出血不止患者亦能使用，三七有化瘀止血的功效。

用法用量：1～1.5g，研末吞服或拌酸奶口服；3～10g，水煎服，亦入丸、散。外用适量，研末外掺或调敷。

注意事项：痛经因虚者不宜使用。

二、红花——活血通经腹痛去

红花，首见于《新修本草》，其味辛，性温，归心、肝经，功擅活血通经、祛瘀止痛，可治疗血滞痛经、经闭等，《金匮要略》载有红蓝花酒，以本品一味与酒煎服，单用奏效，文曰："妇人六十二种风及腹中血气刺痛，红蓝花酒主之。"《本草衍义补遗》云："红花，破留血，养血。多用则破血，少用则养血。"红花有草红花与藏红花之分，两者均有活血化瘀之效，但藏红花力量比草红花大得多。现代药理研究显示，红花主要活性成分为红花醌苷、新红花苷等，具有扩张周围血管、增加血流量、抑制血小板聚集、提高耐氧能力等功效。

关于"红花"有一个传说

一位窈窕淑女闺名唤作红花，天资聪颖，貌若天仙。无奈父母自幼早亡，家中一贫如洗，其长姐为抚养红花及几位弟妹，终日劳作不息，

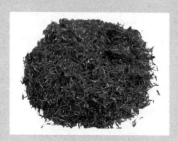

红花

月经不调，死于严重的妇科疾病。红花为此悲伤不已，心中暗下决心，要替长姐承担起家里的重担。然

而，红花在操持了繁重的农活后，加之内心忧思多虑，终于积劳成疾，月经失调，面黄肌瘦，至虚劳而死。死后红花仍然心念女子劳作之苦，灵魂化生为专治女性疾病的草药，愿以一己之身使天下女子皆能体健肤美，从而造福人间，并从叶边缘生出各类锯齿状针刺，使歹人取之不易，故世人以"红花"之名命名此草药，以感恩红花舍己为人的行为。

另有一个关于"红花"传说是这样讲的。

宋代顾文荐的《船窗夜话》及元代仇远的《稗史》中均记载了一件奇事：宋代浙江奉化有位名医，名为陆酽，其医术高超，盛名远播。新昌城内有一位孕妇，新产后突然晕厥，人事不知，不能唤醒。家人惊慌不已，急忙驾马车数百里，请陆酽出诊医治。陆酽一点都不嫌弃患者路途遥远，赶赴新昌。无奈陆酽到时，产妇早已昏迷，喊其名不应。陆酽触摸产妇的胸膈，发觉胸膈未冷，尚存余温，急忙遣仆妇去药店购置中药红花数十斤，以一口大锅急火煮沸井水，放入红花，药气熏蒸。锅上置一块薄薄的榻板，将产妇外衣褪去，轻解内衣，卧于榻上。以沸水煮药，热气蒸腾，不断加火，维持热度。熏蒸半日后，产妇双手指微动，渐渐睁眼复苏，良久可言语。

什么样的痛经患者适合使用红花呢？红花属于活血调经的代表药，具有活血散瘀之功，尤善通畅血脉而调经水，主治血行不畅所致的月经不调、痛经等。

用法用量：3～10g，水煎服。外用适量。藏红花为名贵药材，用量宜小，1.5～3g。

注意事项：红花用量过大可有中毒反应，主要表现为腹部不适、腹痛、腹泻，甚或胃肠出血，腹部绞痛，月经过多等。有溃疡病及出血性疾病者应慎用。

三、益母草——活血调经名益母

益母草，首见于《神农本草经》，其味辛、苦，性微寒，归心、肝、膀胱经，功擅活血调经、利水消肿、清热解毒，可治疗血滞经闭、痛经、经行不畅、瘀滞腹痛等。《本草纲目》云："益母草之根、茎、花、叶、实，并皆入药，可同用。若治手、足厥阴血分风热，明目益精，调女人经脉，则单用茺蔚子为良。若治肿毒疮疡，消水行血，妇人胎产诸病，则宜并用为良。盖其根、茎、花、叶专于行，而子则行中有补故也。"益母草为妇产科要药，故名益母。现代药理研究显示，益母草主要活性成分为益母草碱、水苏碱等，对多种动物的子宫具有兴奋作用，具有扩张血管、改善肾功能及明显的利尿作用。

据说益母草之名来自一个孝子的故事

夏商朝时期，医药稀缺，草药价格昂贵，一般百姓生病后难以承担高昂药费。有一户李姓人家，男丁稀少，李家大兄弟自幼丧父，由寡母独自辛苦抚养长大。

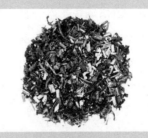

益母草

李母年轻生产时得了一种怪病，因贫穷产后调理不当，瘀浊停于腹内，未能及时排出，出现下腹疼痛时有时无。年龄增大后，腹痛日益剧烈，渐至日夜疼痛不止，坐卧不得，不能下床。李家大兄弟看在眼里，心中焦急不已。可是，家里一贫如洗，仅剩些许余钱买粮过冬，无论如何凑不齐治病的费用。

有一天，李家大兄弟听说十多里外有一位神医，求医问药，药到病除，但诊金不菲。李家大兄弟看着病母痛苦难耐，一横心赶往十多里外向神医求助。神医听说其母病情后，说："你母亲的病我能治好，但需纹银十两，大米二十斗。"李家大兄弟忙说："钱粮都不成问题，只要你能治好我母亲的病，报酬好说。"李家大兄弟又问："那你什么时候采药呢？"神医却不愿多言，只交代李家大兄弟备好钱粮来换药。李家大兄弟哪里来这许多钱财，他想了一个办法，悄悄地等候在神医诊所附近，等到刚刚接近黄昏之时，神医便扛着锄头，背着药篓悄悄地进了山。李家大兄弟急忙蹑手蹑脚地跟在神医的身后，看见他在一个山坡背面停了下来，回望四周，看无人跟随，急忙挖了两把山坡上的药草，藏匿在背篓中，慌张离开。李家大兄弟看在眼里，记在心上，他见神医如此神色慌张，心想："这草药也许是神医治病的秘方所在。"他立即找到那神医挖药的地方，看到的竟是一种叶子呈手掌状，开着淡红色花和淡紫色花的草。他抱着试一试的心情，徒手挖回了好些草药，包裹在衣服中带回家。也不知如何炮制处理，即将生草药洗净，加入些井水煎煮。连夜将汤药煎成送给李母服用。初起，腹痛减缓不显，李家大兄弟心中疑惑不已，继续服用3日后，腹痛发作减缓，程度减轻，李家大兄弟喜出望外，继续给李母采摘煎服。7日后，草药疗效大显，李母腹痛大减，再喝7日后，排出胶结的紫黑色瘀血恶浊数块，随后腹痛即愈。李家大兄弟心慈，将此秘方公布于世，就治了好多妇女。为纪念李家大兄弟的善举，人们将此药命名为"益母草"，以彰显中国传统孝义之礼。

什么样的痛经患者适合使用益母草呢？益母草为活血调经的要药，善于祛瘀消痛，其性微寒，对于血瘀化热者亦宜。

用法用量：10～30g，水煎服或熬膏，入丸剂。外用适量捣敷或煎汤外洗。

注意事项：无瘀滞及阴虚血少者忌用。

第四讲
食疗调护

一、益母草卤鸡蛋——瘀化血活经痛除

食材准备：益母草 30g，鸡蛋适量。

烹饪方法：益母草择去杂质，清水洗净，用刀切成段，沥干水，称取 30g。鸡蛋全部放入水中，逐一清洗干净。将益母草、鸡蛋下入锅内，加水同煮，20 分钟后鸡蛋熟，把外壳去掉，再把蛋放在此汤中煮 15～20 分钟即成。

功效主治：益母草具有活血调经、利尿消肿、清热解毒的功效，《本草备要》言其"通行瘀血，生新血，辛微苦寒。入手、足厥阴（心包、肝）。消水行血，去瘀生新，调经解毒。"故本品具有活血通络、化瘀止痛的功效，适用于血瘀型痛经者，经前或行经腹痛伴乳胀者尤宜。

二、当归红花瘦肉汤——祛瘀通络将血补

食材准备：当归 12g、红花 10g、大枣（去核）4 枚、猪瘦肉若干。

烹饪方法：洗净食材，猪瘦肉切片。把全部用料放入锅内，加适量清水，武火煮沸后，文火煲约 2 小时，调味供用。

功效主治：当归为补血要药，具有补血活血、调经止痛、润肠通便之功效，《本草正义》言："当归，其味甘而重，故专能补血，其气轻而辛，故又能行血，补中有动，行中有补，诚血中之气药，亦血中之圣药也"，"大约佐之以补则补，故能养荣养血，补气生精，安五脏，强形体，益神志，凡有形虚损之病，无所不宜。佐之以攻则通，故能祛痛通便，利筋骨，治拘挛、瘫痪、燥、涩等证。"红花则具有活血通经、散瘀止痛之功效，《本经逢原》言："血生于心包，藏于肝，属于冲任，红花汁与之同类。故能行男子血脉，通妇人经水，活血，解痘毒，散赤肿。"本汤具有补血活血、祛瘀通络的功效，适用于血瘀型痛经者，行经或经后腹痛伴气血不足者尤宜。

第三篇
温经散寒止痛篇

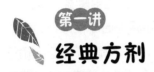

第一讲
经典方剂

🌿 温经汤——温经止痛瘀血逐

1. 温经汤的组成和起源 中医名为"温经汤"的方药有两首。其一为汉代张仲景《金匮要略·妇人杂病脉证并治篇》，世称"金匮温经汤"，文曰："妇人年五十所，病下利，数十日不止，暮即发热，少腹里急，腹满，手掌烦热，唇口干燥，何也？师曰：此病属带下。何以故？曾经半产，瘀血在少腹不去。何以知之？其证唇口干燥，故知之。当以温经汤主之。"药用当归6g、芍药6g、桂枝6g、吴茱萸9g、川芎6g、生姜6g、半夏6g、牡丹皮6g、麦冬（去心）9g、人参6g、甘草6g、阿胶6g。主妇人少腹寒，久不受胎；兼取崩中去血，或月水来过多，及至期不来。其二出自宋代陈自明《妇人大全良方》，世称"良方温经汤"，文曰："若经道不通，绕脐寒疝痛彻，其脉沉紧。此由寒气客于血室，血凝不行，结积血为气所冲，新血与故血相搏，所以发痛。譬如天寒地冻，水凝成冰，宜温经汤……"药用当归 3g、川芎 3g、肉桂 3g、牡丹皮 3g、莪术 3g、人参 5g、甘草 5g、牛膝 5g。主治月经后期、过少，闭经，痛经。以上两个"温经汤"均有温经散寒、活血调经之功效。其中金匮温经汤扶正祛邪、养血生血之力较强，主要用于冲任虚寒而有瘀滞的月经不调、痛经、崩漏等证；良方温经汤偏向温散实寒，行滞祛瘀之力较强。本书主要介绍金匮温经汤。

2. 温经汤的巧妙搭配 金匮温经汤主治冲任虚寒、瘀血阻滞所致之证。冲为血海，任主胞胎，二脉皆起于胞宫，循行于少腹，与经、产关系密切。冲任虚寒，血凝气滞，故少腹里急、月经不调，甚或久不受孕；若瘀血阻滞，血不循经，加之冲任不固，则月经先期，或一月再行，甚或崩中漏下；若寒凝血瘀，经脉不畅，则致痛经；瘀血不去，新血不生，不能濡润，故唇口干燥。本方证虽属瘀、寒、虚、热错杂，然以冲任虚寒、瘀血阻滞为主，治当温经散寒，祛瘀养血，兼清虚热之法。方中吴茱萸、桂枝温经散寒，通利血脉，其中吴茱萸功擅散寒止痛，桂枝长于温通血脉，共为君药。当归、川芎活血祛瘀，养血调经；牡丹皮既助诸药活血散瘀，又能清血分虚热，共为臣药。阿胶甘平，养血止血，滋阴润燥；白芍酸苦微寒，养血敛阴，柔肝止痛；麦冬甘苦微寒，养阴清热，三药合用，养血调肝，滋阴润燥，且清虚热，并制约吴茱萸、桂枝之温燥。人参、甘草益气健脾，以资生化之源，阳生阴长，气旺血充；半夏、生姜辛开散结，通降胃气，以助祛瘀调经；其中生姜又温胃气以助生化，且助吴茱萸、桂枝以温经散寒，以上均为佐药。甘草尚能调和诸药，兼为使药。诸药合用，共奏温经散寒、养血祛瘀之功。

3. 哪些痛经患者适合使用　凡属于寒凝血瘀型痛经均可用治，可通过月经情况与全身症状来辨别。

笔者曾治疗过一位患者，张某，女，27岁，公司职员，江苏盱眙人。主诉：经行腹痛3年。病史：患者经行腹痛3年。月经周期尚规律，平素喜贪食饮冷，经行腹部挛痛阵阵，尤以第1、2日为剧，喜温喜按，热敷下腹疼痛稍减，量中，色红，时有血块，下肢冰冷，舌淡苔白，脉弦紧。辅助检查：糖类抗原125（CA125）、糖类抗原199（CA199）未见异常。诊疗：该病证属寒凝子宫，瘀血阻络，予以温经散寒、化瘀止痛，方拟温经汤加减，辅以针灸止痛，疼痛减缓，嘱经期、经前禁食生冷。

4. 服用温经汤的注意事项　月经不调属实热或无瘀血内阻者忌用，服药期间忌食生冷之品。

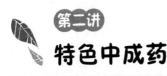

第二讲

特色中成药

一、痛经宝颗粒——温经止痛理血瘀

主要成分：红花、当归、肉桂、三棱、莪术、丹参、五灵脂、木香、延胡索（醋制）等。

功效主治：温经化瘀，理气止痛。本品为黄色至棕黄色的颗粒，或为黄棕色至棕色的颗粒（无蔗糖）；气香，味甜、微苦，或味微甜、微苦（无蔗糖）。用于寒凝气滞血瘀，妇女痛经，少腹冷痛，月经不调，经色黯淡。

用法用量：冲剂，每包 10g，开水冲服。每日 2 次，每次 1 包，病重者加倍。于经前约 1 周开始服用，持续至经来 3 天停服，3 个月经周期为 1 个疗程，或遵医嘱。

注意事项：服药期间忌生冷食物，不宜洗凉水澡，且不宜同时服用人参或其制剂。感冒发热患者不宜服用。糖尿病患者及患有高血压、心脏病、肝病、肾病等慢性病严重者，应在医师指导下服用。服药后痛经不减轻，或重度痛经者，应去医院就诊。

二、艾附暖宫丸——暖宫调经补血虚

主要成分：艾叶（炭）、香附（醋炙）、吴茱萸（制）、肉桂、当归、川芎、白芍（酒炒）、地黄、黄芪（蜜炙）、续断等。

功效主治：理气补血，暖宫调经。本品为深褐色至黑色的水蜜丸；气微，味甘而后苦、辛。用治血虚气滞、下焦虚寒所致的月经不调、痛经，症见经行错后、经量少、有血块、小腹疼痛、经行小腹冷痛喜热、腰膝酸痛。

用法用量：口服。每次 6g，每日 2 次或 3 次。

注意事项：忌食辛辣、生冷食物。注意保暖，感冒时不宜服用。经行有块伴腹痛拒按或胸胁胀痛者不宜选用。平素月经正常，突然出现月经过少，或经期错后，或阴道不规则出血，或带下伴阴痒，或赤带者，应去医院就诊。治疗痛经，宜在经前 3～5 天开始服药，连服 1 周。

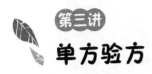

单方验方

艾叶——温经散寒痛经除

艾叶，首见于《名医别录》，其味辛、苦，性温，归肝、脾、肾经，功擅温经止血、散寒调经、安胎，为治疗妇科下焦虚寒或寒客胞宫之要药。《本草从新》云："逐寒湿，暖子宫，止诸血，温中开郁，调经安胎。"艾叶是温经散寒的良药，擅治诸类虚寒性出血证，月经不调，痛经及胎动不安，此外，艾叶能温煦气血、透达经络，为温灸的主要原料。现代药理研究显示，艾叶的活性成分主要为挥发油、倍半萜类、环木菠烷型三萜及黄酮类化合物，能明显缩短出血和凝血时间，对多种细菌与病毒具有抑制作用，艾叶油具有明显的平喘、镇咳、祛痰作用。

关于"艾叶"有一个传说

古代有人诨名叫莫大，终日浑浑噩噩，不务正业。一日他喝醉酒，跌跌撞撞误入一个林子深处，醉倒在一处芦苇丛旁。许久，被一阵喊叫声惊醒。莫大定睛一瞧，原来是一头受伤的老象在痛苦地挣扎与呻吟。莫大走近，见老象左前脚掌处被一尖锐的竹钉钉

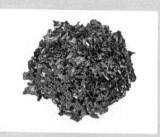

艾叶

入，流血不止，老象疼痛地哀嚎不已。莫大原不想理会，忽然见一小象衔着一把药草走来，朝老象方向注视着莫大哀鸣。莫大心中不忍，慈悲心起，费了大力，终于徒手拔出了老象前脚中的竹钉，顿时鲜血直流，莫大正不知所措，忽然想起小象衔来了草药，急忙抓了一把塞住出血口，紧紧按压不放松。没过多久，鲜血渐渐止住，伤口出血已止。经过整夜休整，老象渐能站起行走。驮着莫大走出了迷路的林子。莫大自此痛改前非，决心做一个勤劳踏实的庄稼人，耕田犁地，开启了新的生活，更重要的是，人们从此懂得了这普普通通的艾叶是一种天赐良药。

艾叶在临床中多用于内科、妇科等疾病。取干艾叶洗净，切碎，煎煮，内服，可治慢性气管炎、肺结核。经治者大多咳嗽减轻，痰量显著减少，肺部啰音减少或消失。用于治疗疟疾时，先将干艾叶切碎，再用文火煎2小时，于间日疟发作

前 2 小时顿服，连用 2 天，大多数患者的症状改善，部分患者血内疟原虫可转阴。艾叶煎服，还可治疗上腹部冷痛、急性细菌性痢疾。艾叶与侧柏叶、干姜同用，治吐血不止，面色苍黄，脉虚数。艾叶配伍阿胶、蒲黄等，治崩漏。用艾叶煎汤，去渣，放入鸡蛋同煮，吃蛋喝汤，治妇女白带。

采鲜艾叶擦拭患处，每日数次，治寻常疣，疗效颇佳。将艾叶捣细，点燃熏灸皮肤，能使热气内注筋骨，故艾叶为制作艾条的主要原料。用艾条熏灸患处，治疗钩蚴皮炎，止痒效果十分明显。此外，以艾叶熏灸，对多种致病细菌、真菌有杀灭或抑制作用，可用于室内消毒。

什么样的痛经患者适合使用艾叶呢？适合使用艾叶的痛经患者大多具有寒证，如经行腹痛、量少，小腹冷感，得温痛减，经色紫黯有块等。

用法用量：3～10g，水煎服。外用适量。温经止血宜炒炭用，余生用。

注意事项：痛经因湿热者不宜使用。

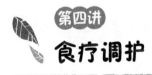

食疗调护

第四讲

一、当归羊肉汤——温补肝肾精血足

食材准备：羊肉 500g、大枣 5 枚、当归头 25g、白术

20g、北黄芪 50g、党参 25g、生姜 3 片、水 8 碗、盐少许。

烹饪方法：羊肉焯水 3 分钟备用；大枣去核洗净；当归头切片，连同所有材料一起放入煲内煮开，再文火煮 3 小时，下盐调味即可。

功效主治：以羊肉补形，党参、黄芪补气，羊肉甘温能补阴血，配当归、白术之苦温，和营健脾。肾虚不足腰酸膝软者，可以加山药、杜仲苦涩固肾益精，砂仁辛温和中益胃。本汤品具有温补肝肾、养血填精的功效。适用于冲任虚寒、精血不足型痛经者，经前或行经腹痛伴腹冷喜温者尤宜。

二、艾叶生姜煮蛋——散寒止痛温通络

食材准备：艾叶 10g，鸡蛋 2 个，生姜 15g，红糖 15g。

烹饪方法：生姜宜用老生姜，若用草纸包裹，放清水中浸湿，于近火处煨烤至姜熟焦黑更好。将生姜、益母草、鸡蛋洗净，益母草切段，生姜切片，三者一同放入锅中加水同煮，文火煮至鸡蛋熟后，去壳取蛋，再把蛋放在此汤中煮 15 分钟，加入红糖融化，饮汤吃蛋。

功效主治：本方温经通脉，散寒止痛，适用于腹中冷痛、月经失调、行经腹痛、崩漏下血、带下清稀等证。

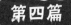

第四篇
清热化瘀止痛篇

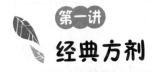

第一讲
经典方剂

🌿 清热调血汤——功化湿热通瘀阻

1. 清热调血汤的组成和起源　清热调血汤出自明代·龚信纂辑，龚廷贤续编，王肯堂订补的《古今医鉴·卷十一》。清热调血汤别名清热四物汤（《万病回春》卷六），由当归10g、川芎6g、白芍10g、生地黄10g、黄连3g、香附10g、桃仁6g、红花6g、延胡索10g、牡丹皮10g、莪术6g组成，善治妇人经水将来，腹痛，乍作乍止，气血俱实。

2. 清热调血汤的巧妙搭配　方中以黄连、牡丹皮清热凉血，桃红四物汤（当归、川芎、白芍、生地黄、桃仁、红花）活血化瘀、通络调经，莪术祛瘀之力强，增活血通络之功，香附、延胡索行气止痛。

3. 哪些痛经患者适合使用　凡属于湿热瘀阻型痛经均可

用治，可通过月经情况与全身症状来辨别。痛经患者以寒热辨证来说，寒证居多，可表现为腹痛拒按的实寒证，也可表现为腹痛喜温喜按的虚寒证，而痛经属于热证者相对较少。湿热瘀阻型痛经多表现为平素嗜食辛辣刺激，带下色黄、异味或伴有盆腔炎病史、宫腔手术史、生殖系统感染等，经行腹痛，色鲜红或暗红，质稠，量或多或少，时有血块，舌红苔黄腻，脉弦数。证属湿热瘀阻，经血失调，予以清热除湿、化瘀止痛，方拟清热调血汤加车前草、败酱草、炒薏苡仁等。经净后需继续调治，以祛除湿热之根本。

笔者曾治疗过一位患者，胡某，女，29 岁，公司文员，安徽省蚌埠市人。主诉：人工流产术后 2 个月伴经行腹痛 1 个月。病史：患者人流术后未注意个人卫生，因工作繁忙，未能遵医嘱按时服用抗生素预防感染，以致引发盆腔感染，并发慢性盆腔炎，平素见带下量多、色黄、有异味，腹痛隐隐，经行腹痛加剧，以左少腹为显，舌红，苔黄腻，脉弦。诊疗：该病证属湿热瘀阻，治拟清热利湿、化瘀通经，予以清热调血汤加减。药后痛经缓解，经净后少腹疼痛阵发，黄带减少。

4. 服用清热调血汤的注意事项 忌食辛辣刺激食物，如火锅、烧烤、煎炸等。本方适用于湿热瘀阻型痛经，若属气滞、寒凝所致者则不宜使用。

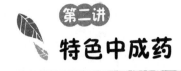

第二讲
特色中成药

🌿 花红片——祛瘀燥湿又解毒

主要成分：一点红、白花蛇舌草、鸡血藤、桃金娘根、白背叶根、地桃花、菥蓂等。

功效主治：清热解毒，燥湿止带，祛瘀止痛。本品为薄膜衣片，除去包衣后显灰褐色至棕褐色；味微苦、咸。用于湿热瘀滞所致带下病、月经不调，症见带下量多、色黄质稠、小腹隐痛、腰骶酸痛、经行腹痛；慢性盆腔炎、附件炎见上述证候者。

用法用量：薄膜衣片每片重0.29g。口服。每次4～5片，每日3次，7天为1个疗程，必要时可连服2～3个疗程，每个疗程之间停药3天。

注意事项：忌食辛辣、生冷、油腻食物。妇女经期、哺乳期慎用。月经过多者慎用。患有糖尿病或其他疾病者，或带下清稀者不宜选用。

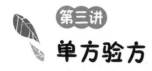

第三讲
单方验方

一、车前草——通利湿热分清浊

车前草，首见于《神农本草经》，其味甘，性微寒，归肝、肾、肺、小肠经，功擅清热解毒、利尿通淋、渗湿止泻、明目、祛痰，本品甘寒而利，善通利湿热，分清浊。《神农本草经》云："主气癃，止痛，利水道通小便，除湿痹。"《本草纲目》云："导小肠热，止暑湿泻痢。"车前草属于利湿药物，性微寒，故擅清利下焦湿热，常用治淋证、水肿、泄泻、目赤肿痛、翳障、痰热咳嗽等。现代药理研究显示，车前草的活性成分主要为黏液质、琥珀酸、二氢黄酮苷、车前烯醇等，具有显著利尿、祛痰、抑菌作用。车前草为药物车前的全草，另有用干燥成熟种子入药者称为车前子，两者性能、功用相似，车前草清热解毒之力更胜，尚可用鲜品捣烂外敷，用于治疗热毒痈肿。

> ### 关于"车前草"有个传说
>
> 尧舜禹时期，洪水肆虐，尤以江西地区暴雨持续数日不停，河道水位暴增，山路边泥沙被大量冲刷而

下，泥沙淤阻河道不通。周边村庄遭受水灾侵害，全部房屋、稻田被洪水淹没，几代家园被毁，百姓生活惨不忍睹，一片民不聊生的景象。舜帝

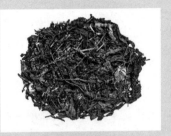

车前草

体察民情，要大禹派副手伯益前往江西治水。伯益乃治理水灾的高手，他采用疏导法之法疏通河道，引流积水。伯益主持疏通赣江，工程进展顺利，才一年不到就修筑成了吉安之地。

大洪之年必有大旱，果不其然，至当年盛夏，吉安之地天气炎热，暴晒无雨，久旱无收，人畜中暑病倒无数。伯益见修筑赣江工程的工人们头昏发热，小便短赤，病倒的人不计其数，大大地影响了工程的进展，心中焦躁、着急，在帐篷前来回踱步，坐立不安。加急奏报舜帝，舜帝获悉灾情，让大禹带医师前往赣江工程救治伤员，但仍无济于事，生病工人也见不到什么好转。大禹与伯益心急如焚，发布公告急求民间医家贡献秘方治疗此症，好久也得不到回应，直到有一天，一位衣衫褴褛的老者捧了一把不知其名的草，来到营帐前高声呼喊要拜见伯益将军和大禹。大禹让老者入营帐，老者原是城中饲养马匹的马夫，这

几日见马群中部分马匹吃喝减少，尿赤短而少，而另一部分马匹饮食如常，尿色澄清而长，他悉心观察，原来后面的马匹常吃长在马车前面的一种草。老者告知伯益，以此草喂养病马，其症状可缓解，请伯益尝试将这些草药煎煮成汤液，送服患员，可能有所治疗效益。大禹和伯益听后将信将疑，但苦于并无他法，于是命令手下采摘车前的这种草药来煎药，患病工人服用这些汤液后，不过两日，高热退了，小便也变得清澈而长，各种症状都缓解了。因为此种草药在马车之前生长，因此，取名"车前草"。

什么样的痛经患者适合使用车前草呢？适合使用车前草的痛经患者大多具有湿热症状，如经行腹痛、腹部灼热感、热敷疼痛不减，月经量少或中、行而不畅、质黏稠，胸闷烦躁，平素带下色黄、少腹隐痛时作等。

用法用量：9～15g，水煎服。

注意事项：肾虚精滑者慎用，寒证痛经者不宜使用。

二、薏苡仁——渗湿健脾排脓毒

薏苡仁，首见于《神农本草经》，其味甘、淡，性凉，归脾、胃、肺经，功擅利水消肿、渗湿、健脾、除痹、清热排脓，可治水肿、小便不利、脾虚泄泻、肺痈、肠痈、湿痹拘挛等。《本草纲目》云："薏苡仁，阳明药也，能健脾益胃。虚则补其母，故肺痿、肺痈用之。筋骨之病，以治阳明为本，故拘挛筋急、风痹者用之。土能胜水除湿，故泄泻、水肿用之。"薏苡仁利湿而不伤阴，补而不腻，是清补平和之品，擅渗除脾湿、清热利水。现代药理研究显示，薏苡仁的活性成分主要为脂肪酸、薏苡仁酯、薏苡仁内酯、薏苡多糖等，具有抑癌、降钙、解热、镇痛的作用。

关于"薏苡仁"有一个传说

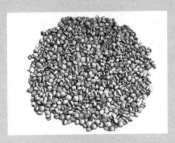

薏苡仁

中药"薏苡仁"还与一个千古奇冤有牵扯，白居易曾写有"薏苡谗忧马伏波"的诗句。话说东汉光武帝时期，有位伏波将军名唤马援，率领军队驻扎在交趾（今越南北部）的时候，当地有一种果实即薏苡，服之既可以增强体质、延年益寿，又能治疗当地的瘴气，治疗军中生病的士卒。后来，马援平定南疆战乱，凯旋回朝，并带回了几车薏苡，以作药用。因为交趾的薏苡果实很大，汉人不识此物，误以为明珠而争相讹传伏波将军马援载数车明珠还朝。又有奸佞小人以为马援从南方带回奇珍异宝而不敬献，纷纷向光武帝进谗言，以马援搜刮明珠之罪。虽然光武帝当时并未采信小人之言，可是久而久之，心中不免动摇。直到一次，马援将军在战斗中病亡，朝野歹人乘机诬陷他，说他贻误军机，又说他在交趾贪污大量珍宝。光武帝接二连三看到告诽谤状书，怒不可遏，撤销对马援的封赏，马援家属见家中大变故，甚至不敢扶其灵柩返乡。马援妻儿、子侄连连上书诉冤，负荆上朝请罪，上书六次，言辞极其悲切哀伤，朝野后也认为这是一宗冤案，有"薏苡之谤""薏苡明珠"之说，意喻好人被小人、坏人诬蔑，蒙受冤屈，而小人故意颠倒黑白，糊弄是非。

什么样的痛经患者适合使用薏苡仁呢？薏苡仁清热利湿之力与车前草相似，薏苡仁尚可渗湿健脾，功偏中焦脾胃，而车前草利水通淋之力更胜，功偏下焦肾与膀胱。薏苡仁亦适用于湿热瘀阻型痛经。

用法用量：9～30g，水煎服。清热利湿宜生用，健脾止泻宜炒用。

注意事项：津液不足者慎用。痛经因寒者不宜使用。

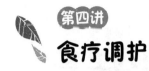

食疗调护

🌿 车前益母羹——清热化瘀通湿阻

食材准备：车前子 30g，益母草 15g，粳米 50g，淡豆豉 10g。

烹饪方法：车前子装入纱布袋中，扎紧袋口，与益母草、淡豆豉一起煎煮 20 分钟，将煎好的汁液与粳米一起煮粥。

功效主治：车前子味甘性寒，能清利湿热，利水通淋，清肝明目，清肺化痰；淡豆豉亦性寒，可除烦、解表、清热；益母草活血通经。本方可清热利湿，活血化瘀，用于湿热瘀阻型痛经。

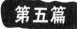

第五篇

疏肝理气止痛篇

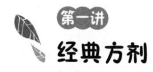

第一讲

经典方剂

一、柴胡疏肝散——活血止痛肝气疏

1. 柴胡疏肝散的组成和起源 柴胡疏肝散出自明代叶文龄《医学统旨》，为中医理气名方，具有疏肝理气、活血止痛之功效。主治肝气郁滞证。胁肋疼痛，胸闷善太息，情志抑郁易怒，或嗳气，脘腹胀满，脉弦。临床常用于治疗慢性肝炎、慢性胃炎、痛经等属肝郁气滞者。柴胡疏肝散组成：陈皮6g、柴胡 6g、川芎 6g、香附 10g、枳壳 9g、芍药 10g、甘草 6g。《医学统旨》云其："治怒火伤肝，左胁作痛，血苑于上……吐血加童便半盅。"《谦斋医学讲稿》亦言："本方即四逆散加川芎、香附和血理气，治疗胁痛，寒热往来，专以疏肝为目的。用柴胡、枳壳、香附理气为主，白芍、川芎和血为佐，再用甘草以缓之。系疏肝的正法，可谓善于运用古方。"

2. 柴胡疏肝散的巧妙搭配　柴胡疏肝散方用四逆散去枳实，加陈皮、枳壳、川芎、香附，增强疏肝行气、活血止痛之效，故服后肝气条达，血脉通畅，痛止而诸症亦除。本方证病变在胃，病机在肝、脾、胃。脾胃居于中焦，中焦受阻，土虚木克，气机郁滞则克脾犯胃，脾为后天之本，脾胃之气为一身之气的枢机，中气虚弱则枢转气机被郁，导致中焦脾胃之气升降失调，气血运行受阻，出现肝胃不和的一系列症候。因此，治疗必须求本，本标结合，故疏肝理气，畅通气机，调理脾胃，使脾胃功能恢复。

方中白芍养肝敛阴，和胃止痛，与柴胡相伍一散一收，助柴胡疏肝，相反相成，共为主药；配枳壳泻脾气之壅滞，调中焦之运动与柴胡同用，一升一降，加强疏肝理气之功，以达郁邪；白芍、甘草配伍缓急止痛，疏理肝气以和脾胃，且具有保护胃黏膜屏障和修复黏膜的作用；川芎行气开郁，活血止痛；香附、陈皮理气和胃止痛，且有助于消除上腹不适等症。诸药合用辛以散结，苦以通降，气滞郁结方可解除。

3. 哪些痛经患者适合使用　凡属于肝郁气滞型痛经均可用治，可通过月经情况与全身症状来辨别。此类患者经治后往往获效颇验，患者常常诉平素性情急躁，月经失调，周期时有提前、时有推后，量或多或少不定，色鲜红，无血块，经前乳胀，急躁，胸胁、乳房胀痛不解，舌尖红，苔薄白，脉弦。证属肝气郁结，经血失调，予以疏肝解郁、行气通络，方拟柴胡疏肝散加减，经行服用甚效。若胁肋痛甚者，酌加郁金、青皮、当归、乌药等以增强其行气活血之力；肝郁化火者，可酌加山栀子、黄芩、川楝子以清热泻火。

笔者曾治疗过一位患者，王某，女，17岁，学生，江苏南京人。主诉：经行腹痛伴乳房胀痛1年。病史：患者平素学业繁重，性情急躁，经前、经期烦躁易怒，乳房胀痛，甚则痛及胁肋，牵扯腰骶。诊疗：该病证属肝郁气滞、气血不畅，治疗予以疏肝解郁、行气活血，方以柴胡疏肝散加减治疗，3剂后乳胀即减。经净后加服六味地黄丸、乌鸡白凤丸滋养肝肾。如此调摄3个月，经行腹痛缓解。

4. 服用柴胡疏肝散的注意事项 本方以疏肝理气为主，疏肝之中兼以养肝，理气之中兼以调血和胃，但组方芳香辛燥，易耗气伤阴，不宜久服。

二、逍遥散——健脾养血解肝郁

1. 逍遥散的组成和起源 逍遥散出自宋代太平惠民和剂局编撰的《太平惠民和剂局方》，为治肝郁脾虚的要方，具有疏肝解郁、养血健脾的功效，主治肝郁血虚脾弱证，表现为两胁作痛，头痛目眩，口燥咽干，神疲食少，或月经不调，乳房胀痛，脉弦而虚者。其方由柴胡、当归、白芍、白术、茯苓、生姜、薄荷、炙甘草等药物组成，肝郁化热者可配伍牡丹皮、栀子组成丹栀逍遥散。《太平惠民和剂局方》记载逍遥散："治血虚劳倦，五心烦热，肢体疼痛，头目昏重，心悸颊赤，口燥咽干，发热盗汗，减食嗜卧，及血热相搏，月水不调，脐腹胀痛，寒热如疟，又疗室女血弱阴虚，荣卫不和，痰嗽潮热，肌体羸瘦，渐成骨蒸。"

2. 逍遥散的巧妙搭配 逍遥散为肝郁血虚、脾失健运之证而设。肝为藏血之脏，性喜条达而主疏泄，体阴用阳。若七情郁结，肝失条达，或阴血暗耗，或生化之源不足，肝体失养，皆可使肝气横逆，胁痛、寒热、头痛、目眩等证随之而起。"神者，水谷之精气也"（《黄帝内经灵枢·平人绝谷篇》）。神疲食少，是脾虚运化无力之故。脾虚气弱则统血无权，肝郁血虚则疏泄不利，所以月经不调，乳房胀痛。此时疏肝解郁，固然是当务之急，而养血柔肝，亦是不可偏废之法。本方既有柴胡疏肝解郁，使肝气得以调达，为君药；当归甘辛苦温，养血和血；白芍酸苦微寒，养血敛阴，柔肝缓急，为臣药。白术、茯苓健脾祛湿，使运化有权，气血有源，炙甘草益气补中，缓肝之急，为佐药。用法中加入薄荷少许，疏散郁遏之气，透达肝经郁热；烧生姜温胃和中，为使药。全方当归、芍药与柴胡同用，补肝体而助肝用，血和则肝和，血充则肝柔。诸药合用，使肝郁得疏，血虚得养，脾弱得复，气血兼顾，体用并调，肝脾同治。

3. 哪些痛经患者适合使用逍遥散　凡属于肝郁气滞型痛经，尤其脾虚表现突出，症见面色萎黄、纳谷不馨、便溏泄泻等，上述所用柴胡疏肝散可改用逍遥散。肝郁气滞较甚，加香附、郁金、陈皮以疏肝解郁；血虚者，加熟地黄以养血；肝郁化火者，加牡丹皮、栀子以清热凉血。

4. 服用逍遥散的注意事项　本方药用柴胡，其性升散，医书有注"柴胡劫肝阴"之说，不宜久服。

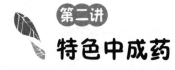

特色中成药

加味逍遥丸——疏肝健脾热可除

主要成分：柴胡、当归、白芍、白术（麸炒）、茯苓、甘草、牡丹皮、栀子（姜炙）、薄荷等。

功效主治：疏肝清热，健脾养血。本品为黄棕色的水丸；味甜。用治肝郁血虚，肝脾不和，两胁胀痛，头晕目眩，倦怠食少，月经不调，脐腹胀痛者。

用法用量：口服。每次6g，每日2次。

注意事项：忌生冷及油腻难消化的食物。服药期间要保持情绪乐观，切忌生气恼怒。患高血压、心脏病、肝病、糖尿病、肾病等慢性病严重者，应在医师指导下服用。平素月经正常，突然出现经量过多，经期延长，或月经过少，经期错后，或阴道不规则出血，或脐腹胀痛严重者，应去医院就诊。

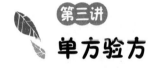

第三讲
单方验方

🌿 柴胡——退热升阳又解郁

柴胡，首见于《神农本草经》，其味苦、辛，性微寒，归肝、胆经，功擅解表退热、疏肝解郁、升举阳气、退热截疟，可治疗肝失疏泄、气机郁滞所致的胸胁或少腹胀痛，情志抑郁，妇女月经失调、痛经等，尚可治疗表证发热、少阳证，气虚下陷所致脏器脱垂等病症。《本草纲目》云："治阳气下陷，平肝、胆、三焦、胞络相火，及头痛、眩晕，目昏、赤痛障翳，耳聋鸣，诸疟，及肥气寒热，妇人热入血室，经水不调，小儿痘疹余热，五疳羸热。"柴胡辛散苦泄，芳香升散，善散半里半表之邪为其所长，又具有疏肝、升阳之功，凡邪犯少阳，肝郁不疏及中气下陷之证，均为临床必用之药。现代药理研究显示，柴胡的活性成分主要为柴胡皂苷、挥发油、α-菠菜甾醇、春福寿草醇等，具有镇静、安神、镇痛、解热、抗炎、镇咳等广泛的中枢抑制作用，此外，尚具有抗脂肪肝、抗肝损伤、利胆、降低转氨酶等作用。

关于"柴胡"有一个传说

"柴胡"之名，据称源于一则胡姓人家的故事。相传，陕西银州有一大户，当家人乃当朝进士，乡邻俗唤作胡进士。胡进士家族世代为官，

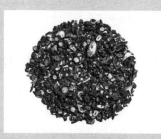

北柴胡

家境殷实，却人丁不旺。胡进士娶三房妻妾，膝下只有一子。胡少爷长至16岁的秋天，忽然得了一种"寒热往来"的怪病，身上一阵冷，一阵热，冷时打寒战，热时出冷汗。胡少爷为胡进士独子，胡进士知晓儿子怪病后心中焦急不已，请了多位名医乡仕来医治，都不得一丝好转，眼见独子日渐憔悴、消瘦，胡进士早晚悲伤哭泣不已，就悬赏重金为少爷寻求神医良药。有一天，管家忽来传报，有一壮男来访，说是能医治胡少爷的怪病。胡进士连忙出厅接待，不想眼前壮男竟是故旧。原来，此壮男原是胡进士家中长工。三年前秋天，家中长工也患此病症，一阵冷，一阵热。胡进士眼瞅着长工不能下地干活，还要家中额外照顾，更是要请医问药，花费日益增加，为免拖累和传染他人，胡进士一狠心，命家中仆人乘夜将患病

长工搬离到家后不远处一个水塘边的废弃小茅屋中，留了少许口粮和银钱，让其自生自灭。

长工浑身乏力，只觉得浑身一阵冷、一阵热，两腿酸疼，他迷迷糊糊从茅屋中挪出，来到屋旁水塘边，塘水已快枯竭，塘四周杂草丛生，还长着茂密的芦苇、小柳树。长工再也不能动弹，就躺在杂草丛里，病发作寒热往来难耐，便用手挖了些草根吃，一连几日，病症反而渐渐减轻，发作时间越来越少，直到七八日之后，怪病痊愈。长工病好后惊叹这原本用来做柴烧的杂草竟有如此神奇功效，又感到胡进士为人冷漠，不愿再回他家做工，就去了外地。近日思乡心切，回乡探亲，听闻胡进士家少爷的怪病，与自己当年的病十分相似，想到救人一命胜造七级浮屠，故采摘了当年池塘边的那种杂草前来应诊。胡进士听闻长工之言，心中愧疚十分，老泪纵横，接过长工所赠杂草，急忙嘱咐家人煎煮草药，给少爷喂食，七日后少爷病症缓解，能下地活动。胡进士想到此烧柴杂草有如此神功，不能就此埋没，故将其命名为"柴胡"，广泛种植，炮制成草药，赠送乡邻，以此善举，救人无数，以报答长工不计前嫌、救人危难的义举。

什么样的痛经患者适合使用柴胡呢？具有肝郁气滞症状的患者，如胸闷喜叹息，两胁、胃、腹胀痛，嗳气，咽部如有异物梗阻，性格内向，忧郁寡欢，心胸狭窄，情绪急躁易怒，或情绪波动时易腹痛腹泻，女性乳房、小腹胀痛，痛经，月经先后不定期，量时多时少，舌色暗，脉弦等。

用法用量：3~9g，水煎服。疏肝理气宜醋炙，发表透疹、清热解毒宜生用，升阳举陷宜酒炙用。

注意事项：阴虚火旺以及阴虚阳亢者均当忌用。

第四讲
食疗调护

一、玫瑰花茶——活血调经郁结去

食材准备：玫瑰花 10g。

制作方法：清洗后热水冲泡 10~30 分钟，注意泡玫瑰花茶时不宜用温度太高的水，一般用放置了一会儿的开水冲泡比较好。

功效主治：中医认为，玫瑰花味甘微苦、性温，功擅理气解郁、活血散瘀、调经止痛，气温芳香，可助安神，令人愉悦。

二、鸡蛋川芎汤——活血止痛风气祛

食材准备：鸡蛋 2 个、川芎 15g、水 350ml。

烹饪方法：将材料洗净放进煲内用慢火煲 45 分钟，饮汤食蛋即可。

功效主治：川芎辛温，入肝、胆经，功擅活血行气、祛风止痛。川芎辛温香燥，走而不守，既能行散，上行可达巅顶，又入血分，下行可达血海。活血祛瘀作用广泛，可用于瘀血阻滞所致的各种病症；祛风止痛效用甚佳，可治头风头痛、风湿痹痛等症。古人曾经说过川芎为血中之气药，说的就是川芎这味药有辛散、解郁、通达、止痛等功效。故本汤具有行气活血的功效，因有鸡蛋，尚有扶正补虚的作用，适用于妇女月经不调，痛经或闭经，体弱或贫血者。

第六篇

益气养血止痛篇

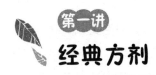

经典方剂

当归补血汤——阳气虚浮气血补

1. 当归补血汤的组成和起源 当归补血汤出自金代李杲《内外伤辨惑论》，组方简洁、明了，仅仅两味药，黄芪、当归以5：1重量比例配伍，功在益气养血，所谓气血同源，气能生血、血能载气，有形之血不能速生，无形之气急当补之。吴昆《医方考》卷三又言：血实则身凉，血虚则身热。或以饥困劳役，虚其阴血，则阳独治，故令肌热、目赤、面红、烦渴引饮。此证纯象伤寒白虎汤之证，但脉大而虚，非大而长，为可辨尔。《黄帝内经》所谓脉虚血虚是也。当归味厚，为阴中之阴，故能养血；而黄芪则味甘补气者也，今黄芪多于当归数倍，而曰补血汤者，有形之血不能自生，生于无形之气故也。《黄帝内经》曰："阳生阴长"，是之谓尔。当归补血汤多用于劳倦内伤，气血虚弱，血虚阳浮发热证，症见肌热面赤，烦渴欲饮，脉洪大而虚，重按无力。亦治妇人经期、产后血虚发热头痛；或疮疡溃后，久不愈合者，以及各种贫血、过敏性紫癜等属血虚气弱者。

2. 当归补血汤的巧妙搭配 本方证为劳倦内伤，气血暗耗，久则血虚气弱，阳气浮越所致。由于血虚气弱，阳气浮越，故肌热面赤、烦渴引饮，但此种烦渴与白虎汤证之烦渴有异：常时烦时止，且渴喜热饮；其脉虽洪大，但细品则虚、重按无力，这是血虚发热的辨证关键。治宜补气生血，使气旺血生，则虚热自止，亦寓甘温除热之义。方中重用黄芪，其用量五倍于当归，其义有二：本方证为阴血亏虚，以致阳气欲浮越散亡，此时，恐一时滋阴补血固里不及，反致阳气外亡，故重用黄芪补气而专固肌表，以遵"有形之血不能速生，无形之气所当急固"之旨，此其一；因有形之血生于无形之气，故用黄芪大补脾肺之气，以资化源，使气旺血生，此其二。配以少量当归养血和营，则浮阳秘敛，从而阳生阴长，气旺血生，而虚热自退。至于妇人经期、产后血虚发热头痛，均取其益气养血而退热。疮疡溃后，久不愈合，亦可用本方补气养血，扶正托毒，有助于生肌收口，促进疮疡尽快愈合。

3. 哪些痛经患者适合使用 凡属于气虚血弱型痛经均可用治，可通过月经情况与全身症状来辨别。

笔者曾治疗过一位患者，陈某，女，15岁，学生，江苏省南京市人。主诉：月经紊乱1年余。病史：患者年幼，初潮1年后月经周期仍紊乱，经量多持续十数日不止，或量少淋漓月余，间见经闭3个月不潮，色暗红或淡红，质稀，经行小腹绵绵作痛，经净后痛减，面色萎黄，眼睑色白，气短懒言，便稀，神疲，舌淡，边有齿痕，苔薄白，脉细。诊疗：该病证属气血两虚，冲任失养，予以益气养血、调摄冲任，方拟当归补血汤加减，合健脾和胃之品，经期出血量多，加以地榆炭、茜草炭、花蕊石、三七等收涩止血之品。药后月经周期逐渐缩短，半年后每月可定期来潮，经期出血量与经期出血时间逐渐复常。

4. 服用当归补血汤的注意事项 本方可补益气血，但药味仍显单薄，临床应用时需合并其他方药，以助健脾和胃、益肾养精。

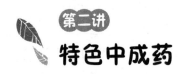

第二讲
特色中成药

一、乌鸡白凤丸——补气养血经痛舒

主要成分：乌鸡（去毛爪肠）、鹿角胶、鳖甲（制）、牡蛎（煅）、桑螵蛸、人参、黄芪、当归、白芍、香附（醋制）、天冬、甘草、生地黄、熟地黄、川芎、银柴胡、丹参、山药、芡实（炒）、鹿角霜等。

功效主治：补气养血，调经止带。本品为黑褐色至黑色的水蜜丸、小蜜丸或大蜜丸；味甜、微苦。用治气血两虚之证，证见身体瘦弱、腰膝酸软、月经不调、崩漏带下等，气血两虚型痛经尤宜。

用法用量：口服。每次1丸，每日2次。

注意事项：忌辛辣、生冷食物。感冒发热患者不宜服用。平素月经正常，突然出现月经过少，或经期错后，或阴道不规则出血，或伴有赤带者，应去医院就诊。

二、定坤丹——滋补调经达肝郁

主要成分：红参、鹿茸、西红花、三七、白芍、熟地黄、当归、白术、枸杞子、黄芩、香附、茺蔚子、川芎、鹿角霜、阿胶、延胡索、鸡血藤膏、红花、益母草、五灵脂、茯苓、柴胡、乌药、砂仁、杜仲、干姜、细辛、川牛膝、肉桂、炙甘草等。辅料：蜂蜜。

功效主治：滋补气血，调经舒郁。本品为棕褐色至黑褐色的大蜜丸；气微，味先甜而后苦、涩。用于气血两虚、气滞血瘀所致的月经不调、经行腹痛。

用法用量：每瓶装7g。口服。每次3.5~7g，每日2次；或遵医嘱。

注意事项：忌生冷油腻及刺激性食物。伤风感冒时停服。患高血压、心脏病、肝病、糖尿病、肾病等慢性病严重者、青春期少女及更年期妇女，应在医师指导下服用。平素月经正常，突然出现月经过少，或经期错后，或阴道不规则出血者，及服药1个月症状无缓解者，应去医院就诊。

三、鹿胎膏——调经散寒气血足

主要成分：红参、当归、益母草、熟地黄、丹参、香附

（醋制）、龟甲、地骨皮、延胡索（醋制）、莱菔子（炒）、白术（麸炒）、肉桂、木香、赤芍、甘草、小茴香（盐制）、续断、蒲黄、川芎、牛膝、鹿茸（去毛）、茯苓、鹿胎粉（或仔鹿粉）、阿胶等。辅料：红糖。

功效主治：补气养血，调经散寒。本品为棕褐色至黑褐色长方形的干膏块；味甘、微苦。用于气血不足，虚弱消瘦，月经不调，经行腹痛，寒湿带下。

用法用量：每块重 50g。口服，每次 10g（1/5 块），每日 2 次，温黄酒或温开水送下。

注意事项：忌食寒凉、生冷食物。服本药期间不宜喝茶和吃萝卜，不宜同时服用藜芦、五灵脂、皂荚或其制剂。糖尿病患者慎服。感冒时不宜服用本药，月经过多者不宜服用本药。平素月经正常，突然出现月经量少，或月经错后，或阴道不规则出血，及服药 2 周症状无改善者，应去医院就诊。

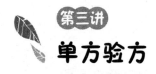

第三讲
单方验方

一、人参——补气止痛消渴除

人参，首见于《神农本草经》，其味甘、微苦，性平，归肺、脾、心经，功擅大补元气、补脾益肺、生津、安神益智，可治疗元气虚脱，肺、脾、心、肾气虚证，热病气虚津伤口渴及消渴证等。《本草汇言》云："补气生血，助精养神之药也。"《医学启源》引《主治秘要》言人参"补元气，止渴，生津液。"人参是补气良药，有较强的扶正作用，擅补气固脱，为回阳救逆的要药。现代药理研究显示，人参的活性成分主要为多种人参皂苷、挥发油、氨基酸、微量元素等，具有显著抗休克作用，对失血性休克与急性中毒性休克效果尤著，此外，尚有抗炎、抗过敏、抗利尿及抗肿瘤等多种作用。

关于"人参"有一个传说

北方有一个偏远的山村，远离城镇，偏僻难行。村上仅剩几户人家，以打猎为生。其中一户人家有兄弟俩相依为命。临近深秋，兄弟俩商量着上山多打些野味，乘着冬日大雪还没有封山，赶到城里变卖了猎物，换取些粮食与果蔬。这一日一大早，兄弟俩整理行装

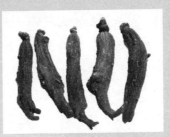

红参

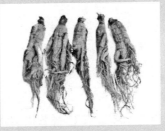

生晒参

准备进山，村上的老人看了看天气，觉得也许不久就要下大雪，雪一下就会封山，就出不来了，所以，好心劝说兄弟俩今日还是别进山打猎了，等雪停了再说。兄弟俩一心想趁下雪前多积攒些猎物，另外想着自己年轻力壮，不畏惧风雪，还是壮着胆子带了弓箭、刀叉，进山打猎了。

进山后，兄弟俩打了不少猎物，但是没一会儿，天气突变，开始下雪，渐渐雪越下越大，兄弟俩光顾着追逐猎物，进入山林深处，等发现雪大难行时，已经赶不及出山了。眼看雪越下越大，一望无垠的雪地，兄弟俩赶紧找到了一个山洞躲避大雪。很快，大雪就封山了，兄弟俩躲在山洞里进退两难。眼见一时间不能从这里离开，兄弟俩忙在山洞中四处查探，捡来些枯树枝生火，饿了就烤些打来的野味、挖些野生植物果腹充饥，渴了只能喝些融化的雪水。可是这些食物也没能支撑多久，兄弟俩往山洞深处寻去，发现有一种外形很像人形的东西，味道有些涩甜，吃完后觉得浑身暖和、气血旺盛，一股儿的劲，但吃多了会出鼻血，所以兄弟俩每天就少吃一些，补充体力，熬到雪停，就踏着厚厚的积雪，去外面打些猎物回来。

转眼间，兄弟俩竟也熬到了春来冰雪消融。兄弟俩急忙带着几筐猎物满载而归，高高兴兴地回到村里。村里人以为兄弟俩早就饿死在雪山里，没想到他们俩竟能回村里来，而且身体健康，气血丰盛，一点儿也不像被困在山里缺吃少喝的样子。村民们竞相问兄弟俩遇到了什么奇事，兄弟俩简单地介绍了自己的遭遇，并将那种很像人形的东西介绍给村民。村民们起初不信，后来兄弟俩就带着村民们进山找到了这种植物。村民们一看，谁也不认识这种像人形的植物是什么，有个德高望重老者笑着说："既然它生的有人的外形，又真能活人，不如就叫人生吧。"后来，人们又把"人生"改叫"人参"了。

什么样的痛经患者适合使用人参呢？表现为气虚症状的患者最适宜，如肺气虚则出现短气自汗、声音低怯、咳嗽气喘、胸闷，易于感冒，甚至水肿，小便不利等病症；脾气虚则出现饮食减少，食后胃脘不舒，倦怠乏力，形体消瘦，大便溏薄，面色萎黄；心气虚则出现心悸、气短、多汗，劳则加重，神疲体倦，舌淡，脉虚无力；气虚致阳气不足者可见面色㿠白，头晕目眩，少气懒言，神疲乏力，甚则晕厥，兼有畏寒肢冷、自汗，脉沉缓或迟而无力，舌质胖淡，舌苔白等症。

用法用量：3～20g，水煎服。挽救虚脱可用 15～30g，宜文火另煎，分次兑服。野山参研末吞服，每次 2g，每日 2 次。人参价贵难得，临床非急症多以党参代替，党参补气效果虽不及人参，但治疗常规病症也足够了。

注意事项：不宜与藜芦同用。长期服用人参或人参制剂可出现腹泻、皮疹、失眠、神经过敏、血压升高、头痛、心悸等不良反应。出血是人参急性中毒的特征，需要警惕。

二、黄芪——升阳固表补中土

黄芪，首见于《神农本草经》，其味甘，性微温，归肺、脾经，功擅健脾补中、升阳举陷、益卫固表、利水消肿、托毒生肌，可治疗脾气虚证、肺气虚证、气虚自汗、气血亏虚、疮疡难溃难腐或溃久难敛等症。《医学衷中参西录》记载黄芪："能补气，兼能升气，善治胸中大气下陷。"黄芪益气亦可生津，为补中益气要药，且为"疮家圣药"，长于治疗脾虚中气下陷之内脏下垂。现代药理研究显示，黄芪的活性成分主要为苷类、多糖、黄酮、氨基酸、微量元素等，能促进机体代谢、抗疲劳，调节免疫功能，保护心血管系统。

🌿 关于"黄芪"有一个传说

黄芪又称"黄耆"，而戴糁是黄耆的另一别名。相传，戴糁是古代一位善良的老人的名字。老人擅长针刺与艾灸，其医术了得，又乐善好施，常常免费为村里老幼妇孺诊治急难杂症，为人厚道，待人谦和，一生乐于救助他人。村里人因此都十分敬重他，因老人外形消瘦，面肌淡黄，人们以尊老之称而敬呼之

"黄耆"。直到一日，老人从外村看诊回来的途中，经过一个山崖，听到有幼子呼救的声音，急忙放下诊箱，奔去相助，不曾想，山崖高峻而道路

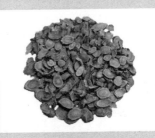

黄芪

险阻，老人在山崖下救下儿童，从青藤爬回时滑手，从高处跌下。村里人发现老人不曾回家，到处寻找，直到寻至崖下时，发现老者已亡故。村民将老人装殓，因感念其生前多有助于世人，无不垂泪，厚葬于崖旁，立碑纪念。老人墓旁生长出一种植物，其味甜，具有补中益气、止汗、利水消肿、除毒生肌等作用，用治正亏气虚、水湿内盛等疾病，广为村民流传。因该植物源自老人墓前，村民以为它是老者的化身，继续救治世人，因此村民将其命名为"黄耆"，以永世铭记老者恩德。

什么样的痛经患者适合使用黄芪呢？适用于有气虚表现的患者，适用范围与人参相似。黄芪补益元气之力虽不及人参，但功擅补气升阳、益卫固表，可以治疗表虚自汗等症。

用法用量：9~30g，水煎服。蜜炙可增强其补中益气作用。

注意事项：有导致皮疹、过敏性休克的报道。

三、当归——养血润肠祛痛瘀

当归，首见于《神农本草经》，其味甘、辛，性温，归肝、脾、心经，功擅补血调经、活血止痛、润肠通便，可治疗血虚诸证、血虚血瘀之月经不调、闭经、痛经、血虚肠燥便秘等症。《医学启源》云："当归，气温味甘，能和血补血，尾破血，身和血。"《日华子本草》言当归："主治一切风，一切血，补一切劳，破恶血，养新血及主癥癖。"当归甘温质润，是补血良药，有较强的生血作用。现代药理研究显示，当归的活性成分主要为蒎烯、莰烯等中性油成分，能对抗垂体后叶素或组织胺对子宫的兴奋作用，对心肌缺血有明显保护作用及抗血栓作用，显著促进血红蛋白及红细胞的生成。

关于"当归"有一个传说

岷山脚下，洮渭之滨，流传着荆夫与秦娘的一段美丽的爱情传说。荆夫与秦娘原本是一对平凡而恩爱的夫妻。夫妻两人男耕女织，过着安居乐业的生活，不求大富大贵，但求夫妻和顺恩爱。可是，好景不长，秦娘生产之日，百般困难，终于产下健康一子，但产时损伤严重，出血较多，得了产后血证，日渐消瘦，形容枯槁，不能下床行走。荆夫眼看妻子为了生子历经磨难，病危难解，四处遍访名医术士，求医问药，钱财散尽，但爱妻病情未得些许好转。荆夫抱着年幼的儿子，看着病重的妻子，内心十分焦急。一天，村里有位白须道长路过，听闻荆夫与秦娘的事情，感叹两人遭

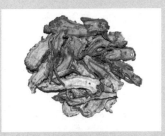

当归

遇，对荆夫说他有一方，可以医治好秦娘的病，让其恢复产前旺盛气血。但该方有一味重中之重的草药，这种草药生长要求严格，既需要适宜的气候和湿润肥沃的土壤，又需要勤劳而有耐心的主人培育三年，方才能得，眼下只有在峨眉山下才有此草药的踪迹，而此处距离峨眉山路途遥远、困难险阻不可知，道人不知荆夫可否愿意前往一试。荆夫二话不说，不管刀山火海还是阎罗地狱，他都愿意为秦娘去闯荡。荆夫将幼子和病妻交托给隔壁邻居帮忙照看，与秦娘话别后，简单收拾了几件粗衣与口粮，就与老道人一起前往峨眉山。

经过上千里的跋涉，终于到了峨眉山。这里重山叠嶂，云海绵绵，仙洞天池，奇花异香，当真是个神仙境地，才能孕育出如此神药。老道人向一座茅庵旁指去，荆夫往墙边望去，这是一种紫杆绿叶开着葱白伞形花序的植物。荆夫正着急要采摘，被老道人一把拦住。老道人告诉荆夫这草药还没有长成，现在还在

开花阶段，要等一年结籽，再一年育苗，再一年方才成药。荆夫一算这要3年时间才能采摘，还要悉心照顾这些花草，施肥除草，精心护理，否则草药生长会减速，就需要等待更长的时间才能采摘。荆夫问老道人是否就是此草药能救其爱妻一命，老道人点点头，告诉荆夫就是这个草药能补其妻气血，救人于危急，有回天之力。荆夫默默下定决心，定要培育出这种草药，带回家乡医治病妻。荆夫按老道的指点，披星戴月，辛勤栽培3年之久，功夫不负有心人，眼见草药就快长成，荆夫心中欢喜得不得了。但没过多久，就收到了来自妻子的家信。原来是秦娘病情恶化，托乡人为其捎信给荆夫，不求荆夫能带回救命的草药，只求临死前能与荆夫见一面，一诉多年临别相思之苦。荆夫见草药已培育而成，急忙去与老道人辞行。老道人嘱托荆夫，眼下秦娘病重，盼夫速归，此草药能救秦娘一命，就命为"当归"，望能成全二人夫妻恩爱情谊。当归之名由此而来。

荆夫日夜兼程，到家时见秦娘病已沉重，危在旦夕，立即按老道人药方配制方药，加入当归，给秦娘灌服。万幸之余，秦娘服药后，病情未再恶化下去，连服数周后，秦娘气血渐复，经过一段时间调养，渐渐痊愈。夫妻二人对老道人的恩情感激涕零。待秦娘彻底病愈后，在这岷山脚下，洮渭之滨，将老道人所什么样的痛经患者适合使用当归呢？有血虚症状的患者，如心悸、虚劳、眩晕、头痛、失眠、便秘等。

用法用量：5~15g，水煎服。

注意事项：湿盛中满、大便泄泻者忌服。

第四讲
食疗调护

🌿 黄芪当归粳米粥——养血调经中气补

食材准备：黄芪 10~15g，当归 15~20g，粳米适量。

烹饪方法：粳米适量淘洗干净，用冷水浸泡 30 分钟，捞出，沥干水分；当归、黄芪切成薄片，装入干净的纱布袋中，和粳米一起放入瓦锅内，加入鸡汤烧沸，然后改用小火熬煮，待粥浓稠时加入葱（切末）、盐、姜（切片）调味，再稍焖片刻，即可盛起食用。

功效主治：本粥具有益气养血、调和脾胃的功效。适用于气血虚弱型痛经患者。

功能失调性子宫出血

第一篇

基础篇

第一讲

什么是功能失调性子宫出血

一、功能失调性子宫出血的概念

功能失调性子宫出血是妇科疾病中常见的症状和体征，是概括多种妇科出血性疾病的总的术语，如同前一章"痛经"一样，功能失调性子宫出血既是对疾病症状的主要描述，也是对疾病的概括性诊断，其致病原因如同痛经的原发病因一样，明确功能失调性子宫出血的诊断后仍然需要进一步去探讨引起功能失调性子宫出血的基础疾病。

功能失调性子宫出血被定义为，与正常月经的周期频率、规律性、经期长度、经期出血量任何一项不符的、源自子宫腔的异常出血。功能失调性子宫出血限定于育龄期非妊娠妇女，因此，需排除妊娠和产褥期相关的出血，不包含青春发育前和绝经后出血。且除子宫腔外，子宫颈、阴道病变、尿道病变、外阴病变、肛门病变均可发生出血，给予女性类似子宫出血的印象，需要首先确定出血的来源，必要时结合辅助检查（子宫腔外的异常出血我们暂不讨论）。

中医对功能失调性子宫出血中的部分疾病，如排卵障碍引起的功能失调性子宫出血、子宫肌瘤引起的功能失调性子宫出血、子宫腺肌病引起的功能失调性子宫出血等具有丰富的治疗经验。排卵障碍引起的功能失调性子宫出血属于中医"崩漏"范畴，即指经血非时暴下不止或淋漓不尽，其中暴下者又被称为"崩中"，淋漓者又被称为"漏下"。子宫肌瘤与子宫腺肌病等则被归入妇科杂病"癥瘕"范畴，若其病已显著影响月经周期，亦可按崩漏止血方法处理。本书着重阐述排卵障碍引发的功能失调性子宫出血的辨证与治疗。

二、功能失调性子宫出血的曾用名有哪些

世界各国描述功能失调性子宫出血的医学术语和定义混淆，我国妇科学界曾用过"子宫出血""功能失调性子宫出血"（俗称"功血"）、"月经过多""不规则子宫出血""突破性子宫出血""撤退性子宫出血"等多个术语，它们之间的定义与界限并不十分清楚。

为了与国际接轨，我国参照国际妇产科联盟（FIGO）2007 年发表的关于"正常和功能失调性子宫出血相关术语"共识及 2011 年发表的"育龄期非妊娠妇女 AUB 病因新分类 PALM-COEIN 系统"，统一用词，于 2014 年制定并发表了育龄期非妊娠妇女功能失调性子宫出血的临床诊断与治疗指

南，用以指导临床治疗及研究。引进 FIGO "正常和功能失调性子宫出血相关术语以及病因新分类系统"，即 "PALM-COEIN 系统"，被形象地称为 "手掌与硬币" 分类系统，并梳理异常子宫出血（abnormat uterine bleeding, AUB）病因诊断治疗流程。

三、正常子宫出血（即月经）的临床评价指标有哪些

与 "功能失调性子宫出血" 这一疾病术语相对应的生理性表现为 "正常子宫出血"，即我们所称的 "月经"，至少包括月经周期频率、周期规律性、经期长度、经期出血量 4 个要素，以及伴随月经出现的不适症状，如痛经、腰酸、腹坠等。

1. **周期频率**　指月经来潮的第一天至下次月经来潮第一天之间的间隔天数。正常月经周期频率为 28±7 天（21～35 天）。异常月经周期频率包括月经频发与月经稀发两种，前者指月经周期 < 21 天，后者指月经周期 > 35 天。当月经周期超过 6 个月或超过自身平素 3 个周期者则称为闭经，此种情况较月经稀发更为严重。

2. **周期规律性**　指近 1 年的周期之间的变化，包括规律月经（< 7 天）和不规律月经（≥ 7 天）。

3. **经期长度**　指行经的时间，包括经期延长与经期过短，前者指经期 > 7 天，后者指经期 < 3 天。

4. **经期出血量**　指月经量，包括月经过多与月经过少，前者指经量 > 80ml，后者指经量 < 5ml。

功能失调性子宫出血即上述正常的月经周期频率、周期规律性、经期长度、经期出血量任何一项出现异常。

四、急性与慢性功能失调性子宫出血的意义

急性与慢性功能失调性子宫出血的分类意义在于辨别出血量的严重与否及发病病史，以采取相应的治疗措施。急性功能失调性子宫出血指发生了严重的大出血，指南认为急性功能失调性子宫出血出血量较大，需要紧急处理以防进一步失血，可见于有或无慢性功能失调性子宫出血病史的患者。慢性功能失调性子宫出血指近 6 个月内至少出现 3 次功能失调性子宫出血，不需要紧急临床处理，但需进行规范诊疗。

功能失调性子宫出血的原发病因

一、功能失调性子宫出血病因的分类系统

功能失调性子宫出血的病因可分为器质性病因、功能性病因、医源性病因 3 大类，目前 FIGO 将功能失调性子宫出血细分为"PALM-COEIN 系统"，即"PALM"（手掌）和"COEIN"（硬币）2 大类 9 个类型，按英语首字母缩写为"PALM-COEIN"，戏称为"手掌与硬币分类法"。"PALM"一类功能

失调性子宫出血多存在结构性改变，即器质性病因。可采用影像学技术和／或组织病理学方法明确诊断，而"COEIN"一类功能失调性子宫出血并无子宫结构性改变，包括功能性病因与医源性病因。女性子宫出血性疾病需要进一步根据该新分类系统明确病因，以便采取针对性的治疗。

二、引起功能失调性子宫出血的具体病因有哪些

根据"PALM-COEIN"系统，具体而言，功能失调性子宫出血的病因如下。

P：子宫内膜息肉（polyp）所致 AUB（简称"AUB-P"）。

A：子宫腺肌病（adenomyosis）所致 AUB（简称"AUB-A"）。

L：子宫平滑肌瘤（leiomyoma）所致 AUB（简称"AUB-L"），包括黏膜下（SM）和其他部位（O）子宫肌瘤，不包括浆膜下子宫肌瘤。

M：子宫内膜恶变和不典型增生（malignancy and hyperplasia）所致 AUB（简称"AUB-M"）。

C：全身凝血相关疾病（coagulopathy）所致 AUB（简称"AUB-C"）。

O：排卵障碍（ovulatory dysfunction）所致的 AUB（简称"AUB-O"）。

E：子宫内膜局部异常（endometrial）所致 AUB（简称"AUB-E"）。

I：医源性（iatrogenic）所致 AUB（简称"AUB-I"）。

N：未分类（not yet classified）所致 AUB（简称"AUB-N"）。

既往我国 AUB 病因分类中，器质性疾病即指"PALM-COEIN"系统中的 P、A、L、M、C 以及部分 E、N；但"PALM-COEIN"系统未包括的器质性疾病还有生殖道创伤、异物、甲状腺功能减退、肝病、红斑狼疮、肾透析等。医源性病因相当于"PALM-COEIN"系统中的 AUB-I。功能失调性子宫出血，包括无排卵性功能失调性子宫出血（AUB-O）和有排卵性功能失调性子宫出血（AUB-E）。

三、如何认识功能失调性子宫出血

通过上面的知识，我们已经认识到功能失调性子宫出血是对一类疾病的共有症状的总体描述，其背后可能包含了数十种妇科疾病。因此，女性朋友发生功能失调性子宫出血的情况时，切不能见血止血或放任自流，功能失调性子宫出血可能只是卵巢排卵功能异常或子宫内膜局部病变的体现，也可能是子宫内膜恶性病变或全身凝血性疾病的信号。

对功能失调性子宫出血（即月经失调）患者，首先可详细回顾自身月经改变的历史，注意性生活情况和避孕措施（排除使用宫内节育器或口服避孕药引发的异常出血），排除妊娠或产褥期相关的出血 [必要时测定血人绒毛膜促性腺激素（HCG）水平]，以及排除非子宫腔来源的出血，应注意区别酷似正常月经的出血和异常出血，并以近 1～3 次出血的具体日期进行核对，重点关注的应是自然月经而非药物诱发的人工月经。其次需评价自身出血模式，常规出血模式有月经频发、月经过多、经期延长、不规则月经、经间期出血、月经稀发、月经过少、闭经等。

我们常可利用妇科检查、阴道B超、血清性激素检测、宫腔镜下子宫内膜活检，甚或腹腔镜检，以明确功能失调性子宫出血的原发病因，有利于采用相应的治疗措施，根据是否有生育要求决定下一步治疗方案。

功能失调性子宫出血的治疗方案

一、功能失调性子宫出血"PALM"病因的正确处理

功能失调性子宫出血"PALM"病因——P：子宫内膜息肉；A：子宫腺肌病；L：子宫平滑肌瘤；M：子宫内膜恶变和不典型增生。

子宫内膜息肉占功能失调性子宫出血病因的21%～39%，而临床上70%～90%的子宫内膜息肉可伴有功能失调性子宫出血，多见于中年后、肥胖、高血压女性。少数会有腺体的不典型增生或恶变；息肉体积大、高血压是恶变的危险因素。通常可经盆腔B超检查发现，最佳检查时间为月经周期第10天之前；确诊需在宫腔镜下摘除行病理检查。直径＜1cm的息

肉若无症状，恶变率低，可观察随诊。对体积较大、有症状的息肉，推荐宫腔镜下息肉摘除及刮宫，盲目刮宫容易遗漏。无生育要求者，可考虑使用短效口服避孕药或宫内节育环，以减少复发风险，多次复发者，建议行子宫内膜切除术。对恶变风险大者，可考虑子宫切除术。

子宫腺肌病多数患者有痛经，可参考前一章"痛经"，对症状较轻、不愿手术者，短效口服避孕药、促性腺激素释放激素类似物（GnRHa）治疗 3~6 个月，有生育要求者可联合辅助生殖技术，无生育要求者可宫内置环。若症状重、年龄大或药物治疗无效者，可行局部病灶切除或子宫全切除术。

根据子宫平滑肌瘤生长部位，黏膜下子宫肌瘤最可能引起功能失调性子宫出血，可采取宫腔镜或联合腹腔镜肌瘤剔除。子宫肌瘤可无症状、仅在查体时发现，但也常表现为经期延长或月经过多，若无生育要求，可服短效口服避孕药和宫内置环缓解症状，有生育要求者可采用 GnRHa、米非司酮治疗 3~6 个月，待肌瘤缩小和出血症状改善后，自然妊娠或辅助生殖技术治疗。

子宫内膜不典型增生和恶变是功能失调性子宫出血少见而重要的原因。子宫内膜不典型增生是癌前病变，临床主要表现为不规则子宫出血，或有月经稀发相间隔，常有不孕。有子宫内膜癌高危因素（高血压、肥胖、糖尿病、多囊卵巢综合征）或需要确诊者，可行子宫内膜活检病理检查。年龄 > 40 岁、无生育要求的患者，建议行子宫切除术。对年轻、有生育要求的患者，可采用全周期连续高效合成孕激素行子宫内膜萎缩治疗 3~6 个月后行诊刮。

二、功能失调性子宫出血"COEIN"病因的正确处理

功能失调性子宫出血"COEIN"病因——C：全身凝血相关疾病；O：排卵障碍；E：子宫内膜局部异常；I：医源性；N：未分类。

全身凝血相关疾病包括再生障碍性贫血、各类型白血病、各种凝血因子异常、各种原因造成的血小板减少等全身性凝血机制异常。妇科以控制月经出血，结合血液科治疗措施为主。控制月经出血的方法为使用大剂量高效合成孕激素或雌激素、孕激素进行子宫内膜萎缩治疗。药物治疗失败或原发病无治愈可能时，可考虑在血液科控制病情、改善全身状况后行手术治疗，手术治疗包括子宫内膜切除术和子宫全切除术。

排卵障碍包括稀发排卵、无排卵及黄体功能不足，主要由于下丘脑 - 垂体 - 卵巢性腺轴功能异常引起，常见于多囊卵巢综合征、肥胖、高催乳素血症、甲状腺疾病等多种疾病，常表现为月经不规律，经量、经期长度、周期频率、周期规律性均可见异常，有时会引起大出血和重度贫血。治疗要求出血期止血，青春期重建周期，育龄期在重建周期的基础上恢复排卵以促进生育，围绝经期旨在预防子宫内膜增生和功能失调性子宫出血复发。止血的方法包括孕激素子宫内膜脱落法、大剂量雌激素内膜修复法、短效口服避孕药或高效合成孕激素内膜萎缩法及诊刮。调整月经周期的方法主要是孕激素后半周期治疗，雌激素、孕激素序贯，短效口服避孕药，中药等方法，常用孕激素制剂如地屈孕酮、微粉化黄体酮、黄体酮注射剂，雌

激素、孕激素序贯制剂如雌二醇片 / 雌二醇地屈孕酮片（芬吗通），短效口服避孕药如炔雌醇环丙孕酮片（达英-35）、屈螺酮炔雌醇片（优思明）、去氧孕烯炔雌醇片（妈富隆）等，助孕治疗可采取促排卵及辅助生殖等。无生育要求者可放置宫内节育环或考虑子宫内膜切除术或切除子宫，减少出血量，预防子宫内膜增生。

当功能失调性子宫出血发生在有规律且有排卵的周期，特别是经排查未发现其他原因可解释时，可能是原发于子宫内膜局部异常所致，症状可能仅是月经过多。目前尚无特异方法诊断子宫内膜局部异常，主要基于在有排卵月经的基础上排除其他明确异常后而确定。对此类非器质性疾病引起的月经过多，建议先行药物治疗，推荐宫内节育环、氨甲环酸抗纤溶治疗或非甾体类抗炎药、短效口服避孕药、孕激素子宫内膜萎缩治疗，刮宫术仅用于紧急止血及病理检查。对于无生育要求者，可以考虑保守性手术，如子宫内膜切除术。

医源性功能失调性子宫出血指使用性激素、放置宫内节育器或服用可能含雌激素的中药保健品等因素而引起的异常子宫出血。最常见的是使用性激素治疗过程中非预期的子宫出血，可能与所用的雌激素、孕激素量过多过大或雌激素、孕激素比例不当有关，以及短效口服避孕药的漏服引起的撤退性子宫出血。

未分类的功能失调性子宫出血与一些罕见的因素有关，如动静脉畸形、剖宫产术后子宫瘢痕缺损、子宫肌层肥大等，但目前尚缺乏完善的检查手段作为诊断依据，也可能存在某些尚未阐明的因素。故目前暂将这些因素归于"未分类"。

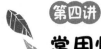

常用性激素止血方案

一、雌激素、孕激素联合应用——子宫内膜萎缩法

性激素（雌激素、孕激素）联合用药的止血效果优于单一药物。短效口服避孕药为含有雌激素、孕激素的复合制剂，其在治疗无排卵性功能失调性子宫出血时常常有效。目前常用的是第三代短效口服避孕药，如去氧孕烯炔雌醇片（妈富隆）、炔雌醇环丙孕酮片（达英-35）等，每次 1～2 片，每日 2 次或 3 次，用以止血。止血 3 日后短效口服避孕药需要逐渐减量（每 3 日减 1/3 量，若出血则恢复原量），直至常规每次 1 片、每日 1 次的用法，维持 21 天，重建月经周期。

二、大剂量雌激素的应用——子宫内膜修复法

应用大剂量雌激素可以迅速促使子宫内膜生长，短期内修复创面而止血，适用于急性大出血时，对长期有间断性出血、雌二醇水平较低者，应用此法也可获得较好的疗效。雌激素制剂有肌内注射针剂、静脉注射针剂、口服片剂、经皮贴剂等。推荐方案有戊酸雌二醇（补佳乐）2mg/ 次或结合雌激素（倍美力）1.25mg/ 次，口服，4～6 小时一次，血止 3 日后按

每 3 日减少 1/3 量，然后同上法维持 21 天，后 10 天加用孕激素，如地屈孕酮（达芙通）10mg/ 次，每日 1 次，或醋酸甲羟孕酮（安宫黄体酮）10mg/ 次，每日 1 次，促使重建月经周期，引发撤退性出血。

三、孕激素的应用——子宫内膜脱落法

孕激素可使雌激素持续刺激而增生的子宫内膜转化为分泌期，达到止血的效果，停药后短期即有撤退性出血。停药后子宫内膜脱落完全，可起到药物性刮宫的作用，故又被称为"药物性刮宫"法。孕激素制剂分为两类，即 17α- 羟孕酮衍生物（甲羟孕酮、甲地孕酮）和 19- 去甲基睾酮衍生物（炔诺酮等）。推荐用法：炔诺酮 5mg/ 次，每日 3 次，或左炔诺孕酮每日 1.5～2.25mg，2～3 日血止后每隔 3 日递减 1/3 量，直至维持每日 2.5～5.0mg，持续用 21 天停药，其后可发生撤药性出血。

四、诊刮

诊刮术可以迅速止血，并且具有诊断价值，可了解内膜病变与恶性程度。对于无性生活者，仅仅在药物治疗无效或确有必要检查子宫内膜组织者，与本人及家属沟通同意者，方可实施。

五、其他止血药物

常用止血药如氨甲环酸、酚磺乙胺、维生素 K 等，出血量多，有贫血征象者，给予纠正补血的铁剂和叶酸等相关常规治疗。出血时间长、贫血严重者可能合并感染，需要及时应用抗生素治疗。云南白药、宫血宁等中成药制剂对功能失调性子宫急性、慢性出血，血止后的月经周期重建、促进卵巢排卵及辅助妊娠等，均具有良好治疗效果，详见下文。

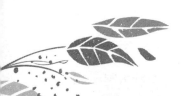

第二篇

养阴清热止血篇

中医学中的"崩漏"与现代功能失调性子宫出血相吻合，急性大出血时需要联合上述西药治疗。中医认为，崩漏与"热""瘀""虚"三个致病因素相关。热则血动，热又可分为"虚热"与"实热"，对应的止血方法有针对"虚热出血"的养阴清热法和"实热出血"的清热凉血法。

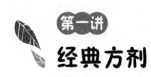

第一讲

经典方剂

一、固经丸——养阴清热经血固

1. 固经丸的组成和起源　固经丸出自元代朱丹溪《丹溪心法》卷五，为治疗阴虚血热证的要方，具有养阴清热、止血调经的功效，主治月经先期，经血量多、色紫黑，崩漏，白带量多，舌红，脉弦数者。固经丸组成：黄芩（炒）30g、白芍（炒）30g、龟甲（炙）30g、黄柏（炒）9g、椿树根皮

22.5g、制香附 7.5g。

2. 固经丸的巧妙搭配　方中龟甲、白芍壮水制火，潜阳敛阴；黄芩、黄柏、椿树根皮清热止血固经；香附调气和血。诸药合用，壮水制火，血热得清，而经血可止。上药为末，酒糊为丸。每次 50 丸，空腹时用温酒或白汤送下。暴崩下血者，加仙鹤草、乌贼骨涩血止血；淋漓不断者，加茜草、三七化瘀止血；心烦少寐者，加酸枣仁、柏子仁养心安神；潮热汗出、眩晕耳鸣者，加龟甲、龙骨育阴潜阳；面色苍白、心悸气短、血色淡者，加黄芪、枸杞子、当归等益气养血。

3. 哪些出血患者适合使用　凡属于阴虚血热型出血证均可用治，可通过月经情况与全身症状来辨别。见经血非时而下，量少淋漓，血色鲜红而质稠，概因阴虚失守，冲任不固，故经血非时而下，阴虚生热，虚热扰血，热迫血行，阴虚血少则量少淋漓，质黏稠。此外，其他虚热症状如心烦潮热、小便量少、或大便干燥等，舌质红，苔薄黄，脉细数，均是虚热之象。

笔者曾治疗过一位患者，王某，女，27 岁，高中教师，江苏省南京市人。主诉：月经淋漓 11 日未净。病史：平素工作压力大，情绪容易急躁，形体消瘦，末次月经（LMP）：2014 年 12 月 3 日，刻下：经行淋漓 11 日未净，量由多渐少，色鲜红，每日需要更换 3 片儿护垫，浸透 1/3，无血块，无腹痛，腰酸，纳可，夜寐不安，入睡困难，尿短而频，色黄，大便干而难解，舌尖红，苔薄白，脉细弦。辅助检查：血常规、凝血功能未见明显异常，HCG 阴性。诊治：该病证属阴虚血热，冲任不固，经血妄行，治疗予以滋阴清热、固经止血，方以固经丸加减，服药 5 剂后经量减少至无。经净后以中药调经固本。

4. 服用固经丸的注意事项 服药期间忌辛辣、生冷食物。感冒发热患者不宜服用。高血压、心脏病、肝病、糖尿病、肾病等慢性病严重者、青春期少女及更年期妇女、脾虚大便溏者，应在医师指导下服用。平素月经正常，突然出现月经过少，或经期错后，或阴道不规则出血者，应去医院就诊。月经过多者，应及时去医院就诊。

二、清热固经汤——清热凉血止崩漏

1. 清热固经汤的组成和起源 清热固经汤出自南京中医药大学中医妇科教研组编写的《简明中医妇科学》，为治疗实热证的要方，具有清热凉血、止血调经的功效，主治崩漏量多，色鲜红或深红，大便干燥，小溲黄涩，舌质红有裂纹，舌苔花剥，脉象滑数者。清热固经汤组成：炙龟甲 10g（研粗末，先煎）、牡蛎粉 15g（包煎）、清阿胶 10g（陈酒炖冲）、生地黄 10g、地骨皮 10g、焦山栀子 6g、生黄芩 10g、地榆 10g、棕榈炭 10g、生藕节 10g、生甘草 6g 等。

2. 清热固经汤的巧妙搭配 方中山栀子、黄芩清热凉血，生地黄、地骨皮凉血养阴，龟甲、牡蛎育阴潜阳，地榆、棕榈炭、生藕节凉血止血等。若症兼胸胁胀痛，心烦易怒，时欲叹息，脉弦者，为肝经火炽，治宜平肝清热，止血调经，合用丹栀逍遥散去生姜，加炒蒲黄、血余炭、益母草、香附炭之类；亦有素体阴虚，或更年期阴精渐亏，阴虚内热，虚火为患，症见经来无期，量少淋漓不止或骤然量多，血色深红，头昏耳鸣，心烦潮热等，属虚热崩漏，宜养阴清热，凉血固经，用清热固经汤合生脉散治疗。

3. 哪些出血患者适合使用 凡属于实热型出血者均可用治，可通过月经情况与全身症状来辨别。见经血非时暴下，或淋漓不净，又时而增多，血色深红或鲜红，质稠，或有血块，因外感热邪或过服辛燥助阳之品酿成实热所致的崩漏，阳盛血热，实热内蕴，热扰冲任，血海不宁，迫血妄行，故血崩暴下或淋漓不净，血热则色鲜红或深红，热灼阴津则质稠或有块。此外，尚可见其他实热症状，如唇红目赤、烦热口渴，或大便干结，小便黄，舌红苔黄、脉滑数皆为实热之象。

笔者曾治疗过一位患者，蒋某，女，37岁，公司职员，四川省成都市人。主诉：经期延长伴经量增多4个月。病史：患者自幼嗜食辛辣食物，近4个月来经期延长，需8～10日方净，经量增多，为平素2～3倍，末次月经（LMP）：2011年7月16日，刻下：经行9日未净，量多，色鲜红，每日需更换卫生巾6～7片，经血基本全部浸润，时有血块，无腹痛，口干口渴，咽痛，腰酸，纳可，夜寐不安，多梦易醒，小便短赤，大便4～5日一解，舌红，苔黄腻，脉弦。血常规：血红蛋白110g/L，轻度贫血。诊疗：该病证属血热内蕴、迫血妄行，治疗予以清热凉血、固经止血，方以清热固经汤加减，服药3剂后出血止，嘱其行经期避食辛辣刺激的食物，上法调治2个月后，经期缩短、经量减少至平素量。

4. 服用清热固经汤的注意事项 此方清热凉血之力甚，非实热证者或肾虚、脾虚者不宜服用。

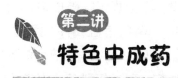

第二讲
特色中成药

🌿 安宫止血颗粒——清热止血兼化瘀

主要成分：益母草、马齿苋等。

功效主治：活血化瘀，清热止血。本品为棕色或棕褐色的颗粒；味甜、微苦或味微苦。用于人工流产、足月分娩后因血瘀兼热证引起的恶露不净。

用法用量：每袋装 4g。温开水冲服，一次 4g（1袋），每日 3 次，7～10 天为 1 个疗程。

注意事项：用药期间，注意观察阴道出血量的变化。

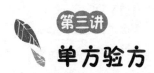

第三讲
单方验方

一、马齿苋——解毒止痢血热除

马齿苋，首见于《本草经集注》，其味酸，性寒，归肝、大肠经，功擅清热解毒、凉血止血、止痢，可治疗崩漏、便血、热毒血痢、热毒疮疡等。《唐本草》言其："主诸肿瘘疣目，捣揩之，饮汁主反胃，诸淋，金疮血流，破血癖、癥癖，小儿尤良，用汁洗紧唇、面疱、马汗、射工毒涂之瘥。"《开宝本草》亦言："主目盲白霄，利大小便，去寒热，杀诸虫，止渴，破癥结痈疮。又烧为灰，和多年醋淬，先灸丁肿。以封之，即根出，生捣绞汁服，当利下恶物，去白虫。"

马齿苋是清热凉血止血的良药，本品味酸而寒，入肝经血分，有清热凉血、收敛止血之效，故用治血热妄行，崩漏下血，可单味药捣汁服，若治大肠湿热，便血痔血，与地榆、槐角、凤尾草等同用，尚可用于湿热淋证、带下等。现代药理研究显示，马齿苋的主要活性成分为三萜醇类、黄酮类及氨基酸等，本品提取液具有较明显的抗氧化、延缓衰老及润肤美容的功效，对子宫平滑肌有明显的兴奋作用，还有利尿和降低胆固醇等作用。

 ## 关于"马齿苋"有一个传说

　　古时有户人家，老太太年轻丧夫，独自一人抚养三个儿子长大，恐家贫不能给三个儿子娶亲，自小就凑钱给家里买了一个童养媳。后来，儿子们渐渐长大，家里的情况也慢慢变好，大儿子、二儿子都娶上媳妇成了家，对童养媳的态度越来越差，不仅成日支使童养媳干各种又脏又累的家务，又不给她好的吃食，还常常一不高兴就拿童养媳出气，非打即骂，挑拨老太太责打。童养媳眼见大哥、大嫂凶悍，自己的未婚丈夫懦弱，不敢与家里人顶撞，心中悲伤，敢怒不敢言。好在二嫂心善，看不得家人如此虐待童养媳，常常私下宽慰、接济她。

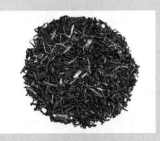

马齿苋

好不容易，童养媳熬到了成年，眼盼着成家就能另住。这一年，村里却流行起痢疾，一病一村，病情十分凶险，渐渐有蔓延的趋势。这日，童养媳也开始闹肚子，腹泻与呕吐交替，不能缓解。大嫂瞧见，生怕感染痢疾，告诉老太太这别是也得了痢疾，既干不了活儿，又花费家里的银钱医治，万一的确是痢疾，那会传染给整个村子里，岂不是个大祸害。老太太想到童养媳也是当年牙缝里积攒下来的钱财买来的，虽然常惹她生气，做事粗糙，但真要赶她离开，心中又不舍得，怕村里人说闲话，但想想大媳妇说的话又有理。左右为难，心生一计，把童养媳赶到菜园中的茅棚里，任其自生自灭。童养媳见家里人情冷漠如此，内心心灰意冷，想想在人世间也没有什么可以留恋的，一时情起，就向庭院中一眼井跑去，竟想着要投井自杀。二嫂正端着一锅菜粥来探望童养媳，见其正寻短见，急忙上前，一把拦腰抱住，死死拖下童养媳。童养媳扑在二嫂怀中，痛哭不已。二嫂劝慰她年纪轻轻，前路长远，赶紧把身子养好，未来还有的是希望。这才打消了童养媳自杀的念头，安心在茅棚住下。

一晃几日过去，童养媳病情越来越重，二嫂几日未来探望，原来的菜粥早已喝完，童养媳肚饿难耐，头晕眼花，后来实在饿得受不住了，就从茅棚井边地边儿上掐了许多野菜狼吞虎咽地吃了，也顾不得什么味道。过了几日，童养媳的腹泻与呕吐竟渐渐转好了，身上有了些力气，就慢慢往家走。还没有到家，就看见自家门前挂着白色麻布，亲戚进进出出来吊唁。童养媳急忙进了家门，见未婚丈夫正在灵前披麻戴孝。两人一碰面都愣住了，丈夫一把抱住童养媳痛哭，说老太太、大哥和大嫂不久前都得了痢疾，不治身亡，二嫂现在也躺在床上，奄奄一息。童养媳匆匆进了内堂看二嫂，见二嫂已气若游丝，神志不清，吐下不止，童养媳想起昔日二嫂的爱护，正不知所措，忽然想起自己可能进食了茅棚井边地边儿的野菜误打误撞治好了自己的病，忙遣丈夫去采摘，弄了半筐野菜，煮好了端给二嫂喝，病果然也好了。这事一传十、十传百，都知道这种野菜能够治疗痢疾，因这种野草长着马齿一样的叶子，所以人们叫它"马齿苋"。

什么样的出血患者适合使用马齿苋呢？适合使用马齿苋的功能失调性子宫出血患者大多具有血热症状，如经血非时暴下，或淋漓不净，又时而增多，血色深红或鲜红，质稠，或有血块，兼有实热证，如大便干、小便黄、舌红、苔黄、脉数等症状者。

用法用量：9～15g，水煎服，鲜品30～60g。外用适量，捣敷患处。

注意事项：脾胃虚寒，肠滑作泄者忌服。

二、益母草——凉血调经名益母

见痛经第二篇活血化瘀止痛篇。

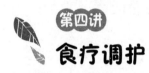

第四讲
食疗调护

一、莲藕萝卜饮——清热止血经血固

食材准备：鲜藕节、鲜白萝卜、鲜墨旱莲各500g。

烹饪方法：莲藕、白萝卜、墨旱莲洗净，去皮后切小块。榨汁机中加入上述食材、凉开水后一同榨汁。过滤，装杯，搅拌均匀即成。加适量冰糖饮之。

功效主治：藕，微甜而脆，可生食，也可煮食，是常用餐菜之一。藕也是药用价值相当高的植物，它的根叶、花须、果实皆可入药。鲜藕性凉、味甘，具有清热生津、凉血止血之效，熟品性温，具有补益脾胃、益血生肌之效。用藕制成粉，能消食止泻，开胃清热，滋补养性。《圣惠方》载有鲜藕白蜜汁：鲜藕120g，捣烂，绞取汁液，加生蜜60g，搅匀服，不拘时，具有益胃生津、清热除烦的作用。用于暑热或热病伤津，烦渴喜饮。白萝卜属金，入肺，性甘、平、辛，归肺、脾经，具有下气、消食、除痰润肺、解毒生津、利尿通便的功效。墨旱莲味甘酸，性凉，入肝、肾二经，具有滋补肝肾、凉血止血的功效，《日华子本草》言其擅"排脓，止血，通小肠，敷一切疮并蚕病"，可治各种吐血、肠出血等症。故本饮具有清热凉血、止血固经之功效。

二、芹菜卤香干——清热止血凉血毒

食材准备：新鲜芹菜500g、卤香干3块，调味料适量。

烹饪方法：先将芹菜除去根头，拣去芹菜叶，择洗干净，放入沸水锅焯1分钟，取出后用凉开水洗净，切成3～5cm长的段，排放在盘碗内，待用。将卤香干用沸水冲一下，剖成片，纵切后再横切成卤干丝。均放在芹菜段上，加酱油、红糖、精盐、味精、麻油等调拌的汁液，拌匀即可食用。佐餐当菜，随意服食。

功效主治：芹菜富含维生素、矿物质，具有平肝清热、祛风利湿、除烦消肿、凉血止血、解毒宣肺等功效。《本草推陈》言芹菜："治肝阳头痛，面红目赤，头重脚轻，步行飘摇等症。"本凉拌菜对血热所致月经超前、月经过多尤为适宜。

第三篇

活血化瘀止血篇

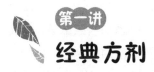

第一讲
经典方剂

🌿 四草汤——四草合用擅化瘀

1. 四草汤的组成和起源　四草汤出自国医大师夏桂成教授《实用中医妇科方剂学》，为治疗血瘀证的要方，具有活血化瘀、止血调经的功效，主治瘀血阻滞的崩漏、月经过多、经期延长等，而瘀血化热者亦宜。其方名四草汤，顾名思义由四草组成，即鹿衔草、马鞭草、茜草、益母草。

2. 四草汤的巧妙搭配　本方中鹿衔草、马鞭草、茜草、益母草均有活血化瘀止血之效，鹿衔草、马鞭草性凉，尚可用治瘀血化热者。四草汤擅化瘀血，联合其他药可治疗热瘀、寒瘀、气瘀等多种瘀血病证，如少腹冷痛，经色黯黑夹块，寒凝血瘀者，加艾叶炭、炮姜炭温经涩血止血；血多者加乌贼骨、仙鹤草、血余炭收涩止血；口干苦、血色红而量多属瘀久化热，加地榆、贯众、侧柏叶凉血止血；气虚兼有瘀滞者，加益母草、鸡血藤、八珍汤等；崩漏日久转为经闭不行者，可加花蕊石、马齿苋活血化瘀通经。

3. 哪些出血患者适合使用 凡属于血瘀型功能失调性子宫出血者均可用治，可通过月经情况与全身症状来辨别。见经血非时而下，时下时止，或淋漓不净，色紫黑有块，或有小腹不适，概因胞脉瘀滞，旧血不去，新血难安，故经乱无定期，离经之血时停时流，经血时来时止，冲任瘀阻，新血不生，旧血蓄极而满，故经血非时暴下，瘀阻则气血不畅，小腹不适。舌质紫黯，苔薄白，脉涩或细弦，皆为血瘀之征象。

笔者曾治疗过一位患者，张某，女，24岁，电子厂职工，江苏省镇江市人。主诉：阴道不规则流血5日。病史：患者有多囊卵巢综合征病史，平素月经失调，3~6月一行甚或经闭不行，或淋漓20余日不净，末次月经（LMP）：2014年5月6日，刻下：周期第46天，阴道不规则流血5日，量时多时少，色黯，有血块，时有痛经，血块下后痛减，下腹正中剖宫产术后瘢痕时有刺痛，舌质紫黯，边有齿痕，苔薄白，脉弦涩。辅助检查：血HCG阴性。诊疗：该病证属瘀血阻络，治疗予以活血化瘀、通络止血，方以四草汤加减，服药配合炔雌醇环丙孕酮片（达英-35）止血，3日而血止，后续以中药调周法调治2年，月经周期逐渐复常。

4. 服用四草汤的注意事项 本品适用于血瘀型功能失调性子宫出血者，其他证型兼见血瘀者皆宜。

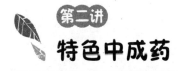

特色中成药

🌿 龙血竭胶囊——定痛止血又散瘀

主要成分：龙血竭等。

功效主治：活血散瘀，定痛止血，敛疮生肌。本品为胶囊剂，内容物为棕红色至黑棕色粉末；气特异，微有清香味；味淡微涩，嚼之有炭粒感并微黏齿。用于跌打损伤，瘀血作痛。

用法用量：每粒装 0.3g。口服，每次 4～6 粒，每日 3 次。外用，取内容物适量，敷患处或用酒调敷患处。

注意事项：服药期间忌生冷、油腻食物。经期及哺乳期妇女慎用，儿童、年老体虚者、高血压、心脏病、肝病、糖尿病、肾病等慢性病严重者，应在医师指导下服用。用药 3 天症状无缓解，或出现局部红肿、疼痛、活动受限等不适症状时，应去医院就诊。该产品用于浅表感染，深度创伤禁用。对本品过敏者禁用，过敏体质者慎用。

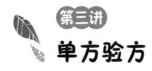

第三讲
单方验方

🌿 云南白药——化瘀止痛当备储

云南白药是云南著名的中成药，由云南民间医生曲焕章于1902年研制成功，原名"曲焕章百宝丹"，对跌打损伤、创伤出血有很好的疗效。云南白药由名贵药材制成，具有化瘀止血、活血止痛、解毒消肿之功效。云南白药从诞生那天起，神奇的药效和传说就让人们广为传诵。截至2020年，云南白药度过了118个春秋。

🌿 关于"云南白药"有这么一个传说

云南白药被奉为疗伤圣药，台儿庄战役战士随身携带云南白药，不管伤势轻重，皆会口服或外敷一些云南白药。据当事人对云南白药的亲身体验所述，当年在台儿庄战役中，伤口伤得太重，拿出白药洒上一点儿，包扎起来，两天伤口就愈合了。云南白药活血化瘀之效显著，具有强大的止血生肌和活血散瘀功效，对于治疗跌打损伤、内外出血等伤科病症，确实有很好的疗效。曲焕章，字星阶，原名曲占恩，1880年出生于云南省江川县赵官村，他就是这个传奇药物"云南白药"的创制人，被誉为外科神医。云南白药创制至今，已有百年历史，凭借神奇的疗效，畅销海内外，其处方现今仍然是中国政府经济知识产权领域的最高机密。

曲焕章出生后家道中落，父母双亡，自幼跟随姐姐、姐夫生活，他姐夫袁槐也是当地一名医生，曲焕章年少时便跟随姐夫学习了基本的医学。等到16岁成年后，曲焕章外出游学，一边以求增加自身医术，一边养家糊口，减轻家里经济负担。然而，当时正逢国内战乱不断，民众流离失所，瘟疫横行，曲焕章不幸染上重病，又没有足够的钱财购置药材医治，病倒在街头。幸得一位精通外科药理的游医所救，他就是姚连钧，若说袁槐是曲焕章的启蒙之师，那姚连钧就是曲焕章的成就之师。姚连钧是当地著名的外科医师，擅长治疗跌打损伤、伤骨瘀血，有多种秘方制成金疮药。曲焕章拜师后，跟随姚连钧四处行医，曲焕章天资聪颖又勤奋好学，终得姚连钧毕生所学真传。

然而，不幸的是，没过多久，姚连钧也因病故去。曲焕章一个人无所依靠，又返回云南江川、通海一带行医求生。他结合毕生所学，不断摸索实践，成功研制出了一种白色粉末，既可内服，又可外敷，具有强大的活血化瘀止痛的作用，对创口消炎止血，促进愈合。后经专研，从白药演化，曲焕章进一步研制出了"一药化三丹一子"，即普通百宝丹、重升百宝丹、三升百宝丹和保险子，使云南白药的作用增强。恰逢战乱之年，兵荒马乱，盗匪猖獗，外伤病症极多，曲焕章的白药有了足够的发挥空间，它神奇的疗效，远播海外，成了战时的抢手药品，这给曲焕章带来了显赫的声望与巨大的财富，促成了曲焕章的白药帝国。

什么样的出血患者适合使用云南白药呢？适合使用云南白药的功能失调性子宫出血患者大多具有血瘀症状，如经血非时而下，时下时止，或淋漓不净，色紫黑有块等。

用法用量：妇科一切血证，如痛经、闭经、月经不调、经血过多、红崩、血带、产后瘀血等，每次 0.25～0.5g，温黄酒送服，每日 4 次。经血过多和红崩者宜温开水送服。

注意事项：不可过量或长期服用云南白药。一次量不得超过 0.5g，每日大剂量不应超过 4g。大剂量服用会出现恶心、呕吐、面色苍白、四肢厥冷等反应，严重者可致急性肾功能衰竭。对本品有中毒、过敏史或伴严重心律失常者忌服。服药期间，忌食蚕豆、鱼类和酸、冷等食物。孕妇忌服。服用本品后若出现上腹不适、灼心、恶心等现象，应立即减量或停药。

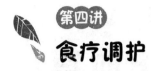

第四讲
食疗调护

蒲黄酒——化瘀通淋止崩漏

食材准备：蒲黄 10～15g、黄酒适量。

烹饪方法：蒲黄 10～15g，用火烧成灰，研细末，每次用黄酒送服 3～5g，服用次数视情况而定。

功效主治：蒲黄味甘，性平，归肝、心包经，功擅止血、化瘀、通淋，用于吐血，衄血，咯血，崩漏，外伤出血，经闭、痛经，胸腹刺痛，跌扑肿痛，血淋涩痛。《神农本草经》言蒲黄："心腹膀胱寒热，利小便，止血，消瘀血。久服轻身益气力，延年神仙。"止血多炒炭用。本品具有活血化瘀、止血调经之功。

第四篇

益肾固经止血篇

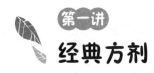

第一讲
经典方剂

一、左归丸——左归益肾补阴虚

1. 左归丸的组成和起源 左归丸出自明代张景岳的《景岳全书》，为治肾阴不足证之要方，具有滋肾补阴的功效。用于真阴不足所致的腰膝酸软、盗汗、神疲、口燥等症。左归丸组成：熟地黄 240g、菟丝子 120g、牛膝 120g、龟甲胶 120g、鹿角胶 120g、山药 120g、山茱萸 120g、枸杞子 120g。"肾中之元阴，当候于左尺；肾中之元阳，当修于右尺""左肾主真阴，右肾主真阳"，故张景岳将补肾阴的方药定名为左归丸，补肾阳的方药定名为右归丸。

2. 左归丸的巧妙搭配 方中熟地黄、山药、山茱萸、枸杞子、菟丝子、鹿角胶等六味药物以甘温性味为重，是填精补肾之上品。加入龟甲胶、川牛膝为左归丸，重在滋阴补肾，填精益髓，方中鹿角胶、龟甲胶，阴阳双补，补阴药中佐以扶阳药，可起"阳中求阴"之效。若加入肉桂、附子、杜仲、当归为右归丸，重在温肾壮阳，填精止遗，方中扶阳药中配以滋阴药，可收"阴中求阳"之效。《景岳全书》中写道："左归丸，治肾虚腰痛，真阴不足，壮水之主，以培左肾之元阴，而经血自充。右归丸，治肾虚腰痛，真阳不足，益火之原，以培右肾之元阳，而神气自强矣。"

3. 哪些出血患者适合使用 凡属于肾阴虚型功能失调性子宫出血者均可用治，可通过月经情况与全身症状来辨别。见经乱无期，出血淋漓不净或量多，色鲜红，质稠，概因肾阴亏虚，阴虚失守，封藏失司，冲任不固，故经乱无期，量多或淋漓不净，阴虚生内热，热灼阴血，则血色鲜红，质稠。此外，尚见其他肾阴亏虚之症状，如头晕耳鸣、腰膝酸软、心烦等。阴血不足，不能上荣于脑，故头晕耳鸣；阴精亏虚，外府不荣，作强无力，则腰膝酸软；水不济火，则心烦。舌红苔少，脉细数，皆为肾阴虚之征象。

4. 服用左归丸的注意事项 忌食辛辣刺激食物，如火锅、烧烤、煎炸等。本方适用于肾阴亏虚型崩漏，若属气滞、寒凝所致者则不宜使用。

二、右归丸——右归温阳把肾补

1. 右归丸的组成和起源 详见不孕症第二篇补肾助孕篇经典方剂。

2. 右归丸的巧妙搭配 详见不孕症第二篇补肾助孕篇经

典方剂。

3. 哪些出血患者适合使用　凡属于肾阳虚型功能失调性子宫出血者均可用治，可通过月经情况与全身症状来辨别。见经来无期，出血量多或淋沥不净，色淡质清，概因肾阳虚弱，肾气不足，封藏失司，冲任不固，故经来无期、量多或淋漓，阳虚火衰，胞宫失煦，故经血色淡质清。此外，尚可见到其余肾阳虚的症状，如畏寒肢冷、面色晦暗、腰膝酸软、小便清长等，舌质淡、苔薄白、脉沉细，皆为肾阳虚之征象。

4. 服用右归丸的注意事项　详见不孕症第二篇补肾助孕篇经典方剂。

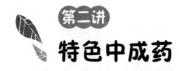

第二讲 特色中成药

一、左归丸——益肾养阴左归属

主要成分：熟地黄、菟丝子、牛膝、龟甲胶、鹿角胶、山药、山茱萸、枸杞子。辅料：蜂蜜。

功效主治：滋阴补肾。本品为黑色水蜜丸，气微腥，味酸、微甜。用于真阴不足所致的腰酸膝软、盗汗、神疲、口燥。

用法用量：每10粒重1g。口服。每次9g，每日2次。

注意事项：孕妇忌服，儿童禁用。忌油腻食物。感冒患者不宜服用。

二、右归丸——补肾温阳右归路

主要成分：熟地黄、附子（炮附片）、肉桂、山药、山茱萸（酒炙）、菟丝子、鹿角胶、枸杞子、当归、杜仲（盐炒）。辅料：蜂蜜。

功效主治：温补肾阳，填精止遗。本品为黑色的小蜜丸或大蜜丸，味微甜、微苦。用于肾阳不足，命门火衰，腰膝酸冷，精神不振，怯寒畏冷，阳痿遗精，大便溏薄，尿频而清。

用法用量：口服，小蜜丸每次 9g，大蜜丸每次 1 丸，每日 3 次。

注意事项：孕妇忌服，儿童禁用。忌油腻食物。感冒患者不宜服用。

三、桂附地黄丸——温补肾阳经血固

主要成分：肉桂、附子（制）、熟地黄、山茱萸（酒制）、牡丹皮、山药、茯苓、泽泻。辅料：蜂蜜。

功效主治：温补肾阳。本品为黑棕色的水蜜丸、黑褐色的小蜜丸或大蜜丸；味甜而带酸、辛。用于肾阳不足，腰膝酸冷，肢体浮肿，小便不利或反多，痰饮喘咳，消渴。

用法用量：口服，水蜜丸每次 6g，小蜜丸每次 9g，大蜜丸每次 1 丸，每日 2 次。

注意事项：忌不易消化食物。感冒发热患者不宜服用。治疗期间，宜节制房事。阴虚内热者不适用。

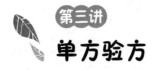

一、仙鹤草——收敛止血可补虚

仙鹤草，首见于《神农本草经》，其味苦、涩，性平，归心、肝经，功擅收敛止血、止痢、截疟、补虚、解毒杀虫，用治出血证、腹泻、痢疾、疟疾寒热、脱力劳伤，尚具有解毒杀虫功效，可用治疮疖痈肿、阴痒带下。《滇南本草》记载仙鹤草："调治妇人月经或前或后，红崩白带，面寒背寒，腰痛，发热气胀，赤白痢疾。"可用"黄龙尾（仙鹤草的别名）二钱，杭芍三钱，川芎一钱五分，香附一钱，红花二分，水煎，点酒服。如经血紫黑，加苏木、黄芩；腹痛加延胡索、小茴香。"仙鹤草属于收敛止血药物，本品味涩收敛，功能收敛止血，广泛用于全身各部位的出血之证，因其药性平和，大凡出血病症，无论寒热虚实，皆可应用，可配合生地黄、牡丹皮治疗血热出血证，配合炮姜、艾叶治疗虚寒性出血证。现代药理研究显示，仙鹤草的活性成分主要为间苯三酚缩合体、黄酮、有机酸类化合物。止血成分为仙鹤草素、鞣质、没食子酸及维生素 K 等，具有明显收缩血管、促进凝血的作用，并有抑制和杀灭多种菌群的作用。

关于"仙鹤草"有一个传说

有两个穷秀才要进京赶考，因为盘缠不够，他们租不起脚程快的马车赶路，只好日夜兼程。眼瞧着，考试的日子越来越近，两个秀才恐误了考期，决定走捷径穿过一片荒沙滩，缩短路程。

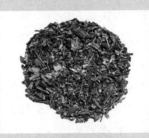

仙鹤草

荒沙滩连绵不断，一望无际，四周荒芜凄凉，寸草不生，走了许久，也没有走出荒沙滩，且没有发现一家可以歇脚的铺子。很快，食物和水都喝完了。此时正值盛夏中午，烈日炎炎，两人累得体虚气短，气促连连，其中一个秀才劳累过度还上火，鼻出血而不得止。另一秀才见了，忙把随身携带的书卷撕下一角塞住鼻子止血。可是，出血染透了好几张书纸头，也没能止住。两人正不知所措，悔恨不该走入这片荒沙滩，此时若能喝上一壶水歇歇，才是最迫切的事情，可是这漫天的黄沙飘扬，连一块石头都少见，更别提有水塘。正在这时候，一只仙鹤从他们头顶上的天空中飞过。流鼻血的秀才打趣说道："若我们能像仙鹤一般，有如此一双翅膀，就能直接从荒沙滩飞过，走出这个鬼地方，该有多好。"另一个秀才笑了，说道："翅膀是一时借不来了，若能打下这只仙鹤，解解饿也好。"说着，顺势拿起一本旧书向仙鹤砸去。虽未能砸中仙鹤，却将它一惊，有一团野草从仙鹤口中掉下。秀才捡起这些野草，想了想有些草吃也好。两人就分着把野草放嘴里嚼了。

过了一会儿，竟将秀才的鼻血给止住了。两秀才获此意外之喜，心中开心，想起这是天不绝人，必有后福。两人鼓足勇气，继续穿越荒沙滩，总算安全通过，如期赴京考试，并且都考中了进士。几年后，已为官多年的两人再聚首回忆过往，想起这种神奇的草药，便将其用笔墨描绘出来，派遣仆人去寻找，因其由仙鹤送来，故又名仙鹤草，是一种有羽毛样的叶子、秋天开白花的药草，具有止血活血之效。

什么样的出血患者适合使用仙鹤草呢？凡有功能失调性子宫出血症状的患者均可使用仙鹤草，配合其他药物，对血热、血寒、气虚等多种出血证型兼可使用。此外，由于本品尚有补虚、强壮的作用，可用治劳力过度所致的脱力劳伤合并出血者，症见神疲乏力、面色萎黄、头晕目眩而见崩漏者。

用法用量：3～10g，水煎服，大剂量可用至30～60g。外用适量。

注意事项：肾虚精滑者慎用，寒证痛经者不宜使用。

二、续断——补肾安胎强筋骨

见先兆流产第二篇固肾安胎篇。

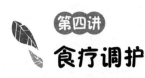

第四讲
食疗调护

🌿玉竹童子鸡汤——生津止渴精气固

食材准备：童子鸡1只、玉竹5g，味精、盐适量。

烹饪方法：童子鸡宰杀后，除去脚爪、尾臊和内脏，抽去头颈骨（留皮）。鸡用沸水焯后，洗净其血秽，将其腹部向上，放入炖盅。加入味精、盐，加入适量冷开水，隔水炖至八成熟时，再投入玉竹，继续炖至鸡肉酥烂为止。食用前除去玉竹。

功效主治：童子鸡味甘，性温，鸡肉蛋白质、磷脂类的含量比例较高，消化率高，很容易被人体吸收利用，有增强体力、强壮身体的作用，具有温中益气、补虚填精、健脾胃、活血脉、强筋骨的功效。玉竹味甘，性微寒，具有养阴、润燥、清热、生津、止咳等功效，为常用滋补药品。二者相互配合，有固精益气、生津止渴之功效，对体虚纳少、崩漏带下、产后乳少等症状均有疗效。

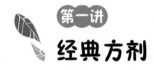

第一讲
经典方剂

🌿 固本止崩汤——升阳止崩血又补

1. 固本止崩汤的组成和起源　固本止崩汤出自《傅青主女科》，为中医温补脾胃、益气摄血的名方，具有补气升阳、止血调经的功效。主治妇人血崩，两目暗黑，昏晕在地，不省人事。临床常用于治疗崩漏等属大出血者。固本止崩汤组成：熟地黄10g（9蒸）、白术10g（土炒焦）、黄芪10g（生用）、当归10g（酒洗）、炮姜10g、人参10g等。所谓固本，是指脾胃之本。中焦阳气不足，不能统血，血下行而崩漏。崩漏日久，血下过多，又致肾虚。所以，本方重点在温补脾胃，白术、黄芪、人参、炮姜益气补火，生血摄血。熟地黄、当归救阴补血，且当归有活血之用，防止气滞血瘀。

2. 固本止崩汤的巧妙搭配　熟地黄、当归仿四物汤之意，大补阴血，人参、黄芪仿四君子汤之意，大补元气，其中黄芪与当归相配伍，有当归补血汤之意，补气生血之效大增。而白术功擅补气健脾，配伍炮姜有温补脾胃之功。后世医家指出本方诸药相配，不仅止血，而且补血；不只补血，而更补气；非唯补气，而更补火，具有气血双补、固本止崩之效。医书有言："盖血崩而至于黑暗昏晕，则血已尽去，仅存一线之气，以为护持，若不急补其气以生血，而先补其血而遗气，则有形之血恐不能遽生，而无形之气，必且至尽散。此所以不先补血而先补气也。然单补气则血又不易生，单补血而不补火，则血又必凝滞，而不能随气而速生。"况炮姜引血归经，是补中又有收敛之妙，所以同补气补血之药并用之耳。傅青主指出，遇血崩有力者，用辽人参（去芦）3 钱，煎成，冲贯众炭末 1 钱，服之待气息微旺，然后服此方，仍加贯众炭末 1 钱，无不见效。无力者，用无灰黄酒冲贯众炭末 3 钱，服之待其气接，神清，始可取此方，人参以党参代之，临服亦加贯众炭末 1 钱（冲入）。

3. 哪些出血患者适合使用　凡属于脾虚血亏型功能失调性子宫出血的患者均可用治，可通过月经情况与全身症状来辨别。此类患者往往出血量多，质稀色淡红，面色萎黄或淡白，表现为气血两亏之象，甚至昏不识人。见经血非时而至，崩中暴下继而淋漓，血色淡而质薄，概因脾虚气陷，统摄无权，故忽然暴下，或日久不止而成漏下，气虚火不足，故经血色淡而质薄。此外，尚可见其他脾虚症状如气短神疲、面色㿠白、面浮肢肿、手足不温。因中气不足，清阳不升，故气短神疲，脾阳不振，则四肢不温，面色㿠白；脾虚水湿不运，泛溢肌肤，则面浮肢肿。舌淡、脉弱皆为脾虚阳气不足之象。

笔者曾治疗过一位患者，汪某，女，17岁，学生，江苏省丹阳市人。主诉：阴道不规则子宫流血4日。末次月经（LMP）：2015年3月2日，刻下：月经周期第17天，剧烈运动后流血量明显增加，量多，色鲜红，腰酸，无血块，无痛经，面色萎黄，乏力困倦，饭后尤盛，嗜睡而不欲言，小便可，大便稀溏，每日1次或2次，舌质淡，边有齿痕，苔薄白。证属脾虚血亏，血不归经，治疗予以健脾补血，方以固本止崩汤加减。服药后流血量逐渐减少，7周后彻底干净。

4. 服用固本止崩汤的注意事项 如果血崩连续好几天，而且出血量比较大，脉搏微弱，甚至难以摸到，鼻息较弱，对于这种情况，不可立即服用此方，恐怕元气欲脱，不能耐受本方峻补之功。最好立即送到医院输血抢救，如果来不及送至医院，也只能用红参，或者高丽参等煮水频服，以益气固脱，或者用张锡纯法，以大剂山茱萸（120g）煮水频饮，收敛固脱，创造机会。

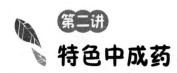

第二讲
特色中成药

补中益气丸——补中益气统血复

主要成分：黄芪（蜜炙）、党参、甘草（蜜炙）、白术（炒）、当归、升麻、柴胡、陈皮、生姜、大枣。

功效主治：补中益气。本品为棕黑色的浓缩丸；味微甜、辛。用于体倦乏力，内脏下垂。适用于气虚或脾虚型功能失调性子宫出血。

用法用量：每8丸相当于原生药3g。口服，每次8～10丸，每日3次。

注意事项：本品不适用于恶寒发热表证及暴饮暴食脘腹胀满实证者。不宜和感冒类药同时服用。高血压患者慎服。服本药时不宜同时服用藜芦或其制剂。本品宜空腹或饭前服为佳，亦可在进食同时服。

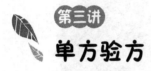

第三讲 单方验方

🌿 升麻——升阳止血崩中除

升麻，首见于《神农本草经》，其味辛、微甘，性微寒，归肺、脾、胃、大肠经，功擅解表透疹、清热解毒、升阳举陷，可治疗外感表证、气虚下陷、脏器脱垂、崩漏下血、麻疹不透等。《本草纲目》曰："消斑疹，行瘀血，治阳陷眩晕，胸胁虚痛，久泄下痢后重，遗浊，带下，崩中，血淋，下血，阴痿足寒。"升麻入脾胃经，善引脾胃清阳之气上升，其升提之力较柴胡为强，故常用治中气不足，气虚下陷所致的脘腹重坠作胀，食少倦怠，久泻脱肛，子宫下垂、肾下垂等脏器脱垂，治疗气虚下陷月经量多或崩漏者，则以本品配伍人参、黄芪、白术等补中益气药。现代药理研究显示，升麻的活性成分主要为升麻碱、水杨酸、咖啡酸、阿魏酸、鞣质等，升麻提取物具有解热、抗炎、镇痛、抗惊厥、抑制血小板聚集及释放等作用，能缩短凝血时间，抑制妊娠子宫痉挛。

关于"升麻"有一个传说

有一户姓赵的人家，女儿名青梅，贤惠孝顺，爹爹在外摆摊做些小买卖维持生计，娘亲在家给大户人家洗衣服补贴家用，虽然家中清贫，一家人倒是过

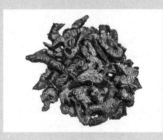

升麻

着和和美美的小日子，其乐融融。没有想到的是，娘亲突然得了恶疾，下体有肉团突出，无法回纳，因为病在女性私处，羞于与人开口，而且当地也难请到好的妇科医生医治，病情逐渐加重，喝了好些汤药不见好转，娘亲日渐憔悴，面色萎黄，困乏倦怠，卧床不起。

青梅是至孝之女，看娘亲病入膏肓，却因家中清贫而不能得到良好医治，急得如热锅上的蚂蚁，见到双眉紧锁的爹爹不断发愁感叹，她忽然心生一计，劝爹爹

贴一个告示，青梅愿意以终身相许救治娘亲的人。爹爹望着女儿如花年纪，若得了一个残老鳏丑夫婿，岂不耽误终身，迟迟不能应下青梅请求。青梅再三恳求爹爹，娘亲劳作一生，不能受如此病痛折磨，可不能让她就这么走了。爹爹看女儿已下定决心，只好忍痛同意。

青梅的至孝之举感动了上苍。晚间，青梅忽梦见自己来到了一个地方，烟雾缭绕，有一个白发须眉的老者向青梅走来，缓缓道到："上苍感念你的孝举，切记竹马送来日，洞房花烛时。"青梅梦中惊醒，头脑中牢记住"竹马送来日，洞房花烛时"的句子。可巧的是，第二天，一个穷苦青年上门求见，对青梅说起自己也梦到老者这句"竹马送来日，洞房花烛时"，说能成就好姻缘，速来赵家治病招亲。青年连夜背着药篓上山去找"竹马"，功夫不负有心人，终于在一片野草下发现了跟传说吻合的棕黑色的"竹马"，急忙挖出来，给青梅家送去，熬制成药，给青梅娘亲服下。几日后，顽疾竟渐渐好转。青梅内心感激，觉得是天赐良缘，也与那位青年成婚，一家人恩恩爱爱，又团聚在一起。

这桩奇事被村人口口相传，人们也知道了这名叫"竹马"的草药具有升阳举陷的作用，后来"竹马"之名一传十，十传百，天长日久，被讹传为"升麻"，因此，升麻也作为一种神奇的药物流传下来。

什么样的出血患者适合使用升麻呢？适合使用升麻的功能失调性子宫出血患者大多具有气虚下陷的症状，如脘腹重坠作胀、食少倦怠、面色㿠白、月经量多、崩漏者。

用法用量：3～9g，水煎服。发表透疹、清热解毒宜生用，升阳举陷宜灸用。

注意事项：阴虚火旺以及阴虚阳亢者均当忌用。

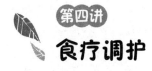

第四讲 食疗调护

一、大枣粳米粥——益气养血培中土

食材准备：大枣 10～15 枚（去核）、粳米 100～150g、三七粉 3g、冰糖 50g。

烹饪方法：加适量的水熬粥。熬好粥，加入三七粉及冰糖（血糖高者不用冰糖）。分两次食完。

功效主治：大枣，又名红枣，味甘性温，归脾胃经，具有补中益气、养血安神、缓和药性的功效。现代药理研究发现，大枣能使血中含氧量增加、滋养全身细胞，是一种药效缓和的强壮剂。唐代医药学家孙思邈在《备急千金要方·卷第二十六·食治·谷米第四》中强调粳米能"平胃气、长肌肉"；《食鉴本草》也认为，粳米有补脾胃、养五脏、壮气力的良好功效。《滇南本草》言：粳米可"治诸虚百损，强阴壮骨，生津，明目，长智。"《本草纲目》亦言："粳米粥：利小便，止烦渴，养肠胃。"三七粉有化瘀止血之功，故本粥具有益气养血、健脾和胃的功效，适用于气血虚弱、脾胃不健所导致的功能失调性子宫出血。

二、山药黄芪粳米粥——益气健脾气血足

食材准备：山药 50～100g、黄芪 30g、粳米 100g。

烹饪方法：加适量水熬粥，分两次食用。

功效主治：山药又名薯蓣，载于《中华本草》，性味甘、平、无毒，归脾、肺、肾经，具有滋养强壮、助消化、敛虚汗、止泻之功效，主治脾虚腹泻、肺虚咳嗽、消渴、小便短频、遗精、妇女带下及慢性肠炎消化不良。《神农本草经》谓之："主健中补虚，除寒热邪气，补中益气力，长肌肉，久服耳目聪明"，《本草纲目》认为山药能"益肾气、健脾胃、止泻痢、化痰涎、润毛皮"。黄芪性甘温，归肺经，有补气升阳、益卫固表之功效，《本草经疏》言黄芪："功能实表，有表邪者勿用；能助气，气实者勿用；能内塞，补不足，胸膈气闭，肠胃有积滞者勿用；能补阳，阳盛阴虚者忌之；上焦热盛，下焦虚寒者忌之；患者多怒，肝气不和者勿服；痘疮血分热甚者禁用。"本粥以山药与黄芪相配伍，具有益气健脾养精的功效，对于气血不足之体虚者适宜。适用于气虚无力摄血所致的功能失调性子宫出血患者。

不孕症

第一篇

基础篇

第一讲

什么是不孕症

一、试孕多久才算不孕

　　女性的生育能力在 20～35 岁达到高峰，此 15 年是女性生育的黄金时期。女性生育能力在绝经以前就开始下降了，即使仍然可以出现排卵和正常的月经周期。一般 30 岁时卵巢功能开始走下坡路，生育功能出现减退，到了 35 岁以后生育功能显著下降。人类的生育率是比较低的，处于育龄期的健康夫妇每月妊娠率仅 20%～30%，试孕失败是比较常见的，即使获得成功的早期妊娠（HCG 阳性），也有 40%～60% 失败于孕 3 个月内。受孕是一个时间累积的事件，尽管每月仅 20%～30% 的妊娠可能，但 1 年内（12 个月）累积的妊娠率可高达 93%～99%。

　　因此，我们将不孕症定义为夫妇性生活正常，未避孕 1 年未孕，年龄大于 35 岁女性试孕 6 个月未孕即可进行治疗。不孕症可分为原发性不孕症与继发性不孕症，前者指未曾有过妊娠，后者指有过妊娠，获得或未获得活胎。不孕症的发生率会随着年龄增长而增高，据统计，15～29 岁女性不孕症发病率为 11%，30～34 岁女性发病率为 17%，35～39 岁女性发病率为 23%，40～44 岁女性发病率为 27%。随着社会经济的发展，女性工作、生活环境的改变，越来越多的女性习惯性地推迟生育，高龄不孕女性与高龄产妇比例增大。

二、不孕症就是女人的问题吗

不孕症夫妇应被视为一个整体，男女双方是一个共同的单元，其中一方出现生殖功能障碍都会影响正常受孕。因此，对于久不受孕的女性进行首次检查时应协同筛查男性配偶的生殖功能。

不孕症夫妇的首次咨询应该包括完整的发病史、检查史、治疗史及生活方式、社会习惯的记录，女性患者应强调对月经史、生育史、手术史的记录及妇科检查，男性患者应强调对生育史的记录及精液检查。详细的病史记录、体格检查及辅助检查可缩小对不孕症病因的筛查范围，以便开展更进一步的、针对性的诊疗方案。我们建议，不孕症夫妇首次就诊筛查病因时应共同赴诊以评估病情。

三、多大年龄最适合生育

生育力随着年龄的增长而下降，女性 23～29 岁为生育力高峰期，30 岁时开始下降，35 岁以后下降速度增快，40 岁以后生育力大幅度下降，45 岁以后罕见有妊娠。出于对女性体格发育、心理成熟及学习工作时间的相互协调，我们认为 25～30 岁是女性最佳生育年龄。随着年龄的增大，女性生育力下降，流产的发生率增高，基于卵细胞及胚胎出现异常的比例增大。研究显示，接受辅助生殖的女性，40 岁或以上高龄女性胚胎体外培养的异常率达 39%，而 20～24 岁女性胚胎只有 5% 出现异常，且接受赠卵的辅助生殖妊娠结局（即活产率）与受卵者女性的年龄并无相关。

四、怎样对待不孕的事实

不孕症是全球卫生保健面临的一个重要问题，关系到生理、心理、社会、经济等多个方面。现代有许多夫妇因为社会经济、工作晋升等多种原因选择了推迟生育后代。当他们积累了足够的经济、情感基础，着手准备组建完整家庭时，可能会发现因为各种原因引起的夫妇双方无法获得正常的受孕。正确看待不孕的事实，调整心理状态，减缓痛苦，对不孕症的治疗非常重要。

受孕是一个时间累积的事件，正常健康女性每月妊娠率亦只有 20%～30%，需经过 1 年（12 个月）的累积妊娠率才可达到 93%～99%，而不孕症女性每月妊娠率可下降至 0%～10%，因此，不孕症的治疗可能会经历一个极其漫长而煎熬的过程，不孕夫妇要正确看待每月可能面对的妊娠失败的事实，坚持进行有效治疗。

不孕症的原发病因

一、最常见的不孕病因——排卵障碍的诊断与简单判断方法

正常的受孕需要具备三个基础条件：有效的排卵、有效的排精、通畅的生殖道。排卵障碍性不孕症是女性不孕症最常见的病因，也是目前能应用中医药进行有效治疗的不孕症类型之一。

正常的每个月经周期，卵巢中均会启动一批不成熟的小卵泡，它们在体内激素刺激下发育成长，其中一个卵泡将被选择成为唯一的优势卵泡，成熟后被排出，输卵管伞端如同手掌一样捡拾排出的卵子，后经输卵管纤毛运送到输卵管壶腹部使卵子与精子相遇，精卵结合形成胚胎继续经输卵管纤毛输送至子宫腔内着床，卵子从卵巢排出后原来部位形成黄体，分泌孕酮支持子宫腔内膜转化以形成适合胚胎种植的温床。

什么是排卵障碍性不孕呢？简单地说，就是在上述这个正常的受孕过程中，凡出现卵泡生长、发育、成熟、排出受阻，均可引发排卵障碍，常见疾病如多囊卵巢综合征、高泌乳

素血症、高雄激素血症等，另有两种情况亦属于排卵障碍，其一是卵泡未达到应有的大小即排出，即小卵泡排卵，这也是一种排卵障碍，因为小卵泡排出的卵子质量不佳，也会造成生育力下降；而另一种排卵障碍称为黄体功能不足，子宫内膜转化不佳，不适合胚胎着床或着床失败，引发不孕症。

排卵障碍的诊断方法很多，包括月经周期中采用 B 超监测卵泡发育与排卵，或月经周期黄体期检测血清孕酮水平等。如何进行简便的排卵功能的判断呢？较为常用的方法有尿排卵试纸检测、基础体温（BBT）的检测。尿排卵试纸是检测是否有排卵的有效工具之一，月经干净后每隔 2～3 天进行尿排卵试纸检测可见由阴性向弱阳性、强阳性，再向弱阳性、阴性的转变过程，出现此种明显变化表明周期有排卵，但此方法有一不足的地方是不能检测到隐匿性尿排卵峰值，并且需要一定的激素水平。BBT 是指保证 6 小时以上连续睡眠后、晨起不开始任何活动前，水银体温计舌下测量基础状态下体温 5 分钟并记录。随着卵泡期、排卵期、黄体期的月经周期时相转变，BBT 由卵泡期的低温向黄体期的高温呈双相转变，排卵前 BBT 达最低，排卵后升高 0.3～0.5℃。根据 BBT 显示的高、低温持续时间、度数、走形等，BBT 能大体反映出卵泡和黄体发育的过程及发育的程度，且简便易行，无须过多花费，适合女性在家中自行监测。

二、小腹隐痛，注意可能是输卵管阻塞了

输卵管阻塞是引发女性不孕症的常见病因之一，输卵管因

素性不孕症占女性不孕症的 14%。了解输卵管通畅性及其功能对评估女性不孕症和决定治疗方案具有重要意义。严重的输卵管损伤需要进行辅助生殖技术助孕。

急性或慢性小腹疼痛是盆腔炎性疾病及其后遗症的典型症状之一，而盆腔炎症会直接妨碍输卵管通畅性，是引发输卵管不畅甚至阻塞的主要原因。女性婚后性生活频繁易导致生殖道感染，或发生腹腔炎症（如阑尾炎、腹膜炎等）继发盆腔感染。早期足够治疗可以降低炎症对输卵管的影响，如果妇女时常发生小腹隐痛，应去医院进行妇科检查，并接受适当治疗。

输卵管通畅性的检查首选子宫输卵管碘油造影（HSG）。HSG 相对简单易行，可以了解输卵管的直径、阻塞部位、宫腔形态等，并可初步鉴别输卵管积水、输卵管息肉等病变。在注入造影剂的最初几个月内，造影剂移除了输卵管内的黏液栓与碎片，对输卵管因素不孕症具有治疗性。但 HSG 可能存在假阳性结果，如紧张造成的输卵管痉挛与真正的输卵管阻塞难以区别，并且 HSG 难以反映输卵管周围的粘连情况。值得注意的是，HSG 仅仅反映了输卵管管腔的通畅性，但并不能说明输卵管蠕动功能与伞端拾卵功能的正常。腹腔镜检查可以进一步鉴别输卵管病变因素与评估输卵管功能。

三、还有哪些因素可以导致不孕

不孕症的病因包括女方因素、男方因素与男女双方因素。女方不孕症病因除了上述较为常见的排卵因素、输卵管因素外，还有子宫因素、免疫因素、不明原因不孕症等，具体如下。

女性常见不孕因素：①排卵障碍，如持续性不排卵、黄体功能不全、多囊卵巢综合征、高催乳素血症等；②输卵管因素，各种因素造成的输卵管梗阻及功能障碍，如输卵管梗阻、输卵管积水、输卵管周围粘连等；③子宫因素，子宫畸形、子宫肌瘤、结核性子宫内膜炎、子宫腔粘连等；④宫颈因素，严重宫颈炎、宫颈锥切术后等；⑤子宫内膜异位症。其中以排卵障碍和输卵管因素居多。

男性常见不育因素：主要是生精障碍与输精障碍，如精液异常，包括少精症、弱精症、畸形精子症、少弱畸精症、无精症；性功能和 / 或射精功能障碍等。

第三讲
不孕症的治疗方案

一、健康饮食习惯促进生育

良好合理的健康饮食习惯是女性保健的一个重要方面，可使身体健康地生长、发育；不良的饮食习惯则会导致人体正常的生理功能紊乱而感染疾病。因此，恰当的饮食对疾病会起到治疗作用，帮助人体恢复健康。

不孕症的发生发展亦与饮食习惯相关，过于偏食或嗜食某些食物可以使女性生育功能降低，而暴饮暴食或厌食节食可通过影响体表或内脏脂肪分布，对下丘脑 - 垂体轴功能产生不良影响，进而影响卵巢排卵。如果女性过于肥胖，由于脂肪细胞中的芳香化酶可以让体内的雄激素转化为雌激素，过多的脂肪会将雄激素转化为雌激素，造成体内雌激素生成过多（通常是正常女性的 2~5 倍），雌激素增高，经过负反馈，从而影响下丘脑 - 垂体 - 卵巢轴的正常功能，抑制卵泡的发育和排卵；同时，雌激素增高会刺激子宫内膜增殖，导致功能性子宫出血和着床障碍。抑制排卵、内膜异常、着床阻碍，于是不孕就形成了。

如果女性过于消瘦，则体内脂肪的比例过低，一方面，体内缺乏制造雌激素原料的脂肪，就影响雌激素的正常水平，从而干扰正常月经的形成和周期；另一方面，体内脂肪比例过低，下丘脑摄食中枢和饱食中枢的功能发生紊乱，还影响到下丘脑邻近的黄体生成素释放激素分泌中枢，使之分泌减少，进而使脑垂体分泌的促黄体生成素和卵泡生成素也减少，该排卵了不排卵，当然也就难以怀孕了。

不孕症的饮食调适已成为一个很热门的话题。健康的饮食习惯可以概括为以下 10 个字：丰富清淡，高蛋白、低脂肪。具体而言，首先食物品种以丰富多样为宜，谷类为主，粗细搭配，以均衡人体所需各种氨基酸与维生素；多食用新鲜的蔬菜、水果、薯类，摄入适量瘦肉、鱼类，减少烹调油用量，吃清淡少盐膳食；增加高蛋白质食物，如奶类、大豆或其制品、鲜虾，减少煎、炸等高脂肪食品；此外，三餐定时，食不过量，保持运动。鉴于体重对生殖功能及月经周期的影响，需要合理控制备孕女性体重。体重指数（BMI）是评估女性体重适宜与否的标准之一，参照世界卫生组织制定标准，亚洲人的正常 BMI 波动在 18.5 ~ 23kg/m^2，BMI < 18.5kg/m^2 为偏瘦，BMI > 23kg/m^2 为超重，BMI > 25kg/m^2 为肥胖。因此，女性一定要保持恰当的体重，既不能过于肥胖，也不能减肥过度。目前报道的对生育有益与有损的食物如下。

1. 有益生育的饮食

（1）富含锌类的食物：植物性食物中含锌量比较高的有豆类、花生、小米、萝卜、大白菜等；动物性食物中，以牡蛎含锌最为丰富，此外，牛肉、鸡肝、蛋类、羊排、猪肉等含锌也较多。

（2）富含蛋白质、维生素的食物：蛋白质和维生素都是人体必不可少的营养元素，富含蛋白质和维生素的食物有瘦肉、鸡蛋、新鲜蔬菜、水果等，多食用对身体有好处。每天服用 1000mg 钙和 10μg 维生素 D 也能提高男性生育能力，富含钙的食物如低脂牛奶、奶酪，同时牛奶中也含有丰富的维生素 D。大量富含维生素 C 和抗氧化剂的食物非常重要。

（3）富含精氨酸的食物：精氨酸是精子形成的必需成分，并且能够增强精子的活动能力，对男性生殖系统正常功能的维持有重要作用，如鳝鱼、海参、墨鱼、章鱼、木松鱼、芝麻、花生。

2. 有损生育的饮食

（1）过量咖啡因的摄入：对受孕有直接影响。研究显示，摄取适量咖啡因（每天少于 300mg）似乎不会影响女性的生育能力。然而，每天摄入 300mg 以上咖啡因的女性受孕概率要比不摄取咖啡因的女性低 27%。有证据表明，怀孕期间每天摄入 200mg 以上的咖啡因会增加女性流产的风险。

（2）酒精：过量饮酒可造成配子（精子与卵子）的产生异常，妊娠期过度摄入酒精可造成胎儿缺陷。研究显示，在胚胎大脑及面部特征形成的妊娠 3 个月内过度饮酒更易造成胎儿畸形，妊娠 3 个月后过度饮酒可造成胎儿宫内发育迟缓、低体重出生儿等。鉴于饮酒者的婴儿在认知、行为、情绪等诸多方面存在各种问题，研究人员认为酒精会损伤大脑皮质、大脑边缘系统及脑干中的细胞。男性重度饮酒能使身体里的儿茶酚胺浓度增高，血管痉挛，睾丸发育不全，甚至使睾丸萎缩，生精功能就会发生结构改变，将睾酮水平降低至不生育的程度。因此，我们建议喜嗜酒精的备孕夫妇应在戒酒 3 个月后再开始生育计划，并在受孕后持续保持停止酒精摄入，直至生产甚至哺乳期结束后。

（3）毛棉籽油：毛棉籽油的提取物棉酚具有杀精作用，曾被大量提取用作合成男性用避孕药，可短期内杀死活性精子，女性食用则可导致闭经或子宫萎缩等。长期食用毛棉籽油，可使人患日晒病，表现症状为日晒后发作，全身无力或少汗，皮肤灼热、潮红，心慌气短，头昏眼花，四肢麻木，食欲减退。

二、规律的生活作息改善激素分泌紊乱

日夜颠倒的值班、不规律的生活习惯可通过影响人体内分泌而影响生育。

1. 体重调控失宜 肥胖会破坏女性内分泌，也会阻碍排卵，还会引发各种健康问题，例如高血压、糖尿病、心脏病

等。这些疾病也可能造成妇女不育，并且会在怀孕过程中造成一些并发症。病态式肥胖的妇女尝试生育治疗的成功率也会较低。盲目过度减肥有可能导致内分泌紊乱、月经周期失调、排卵停止。过度节食所带来的营养不均衡、微量元素严重缺乏也会影响生育能力。尤其是年龄超过 30 岁的女性，生育能力本身已经下降，更要谨慎减肥。

2. 不良性生活习惯　不洁性爱、多个性伴侣及不良性生活习惯，导致感染性病原体的传播，往往会引发生殖道菌群失调、生殖道感染、生殖器官功能障碍等，导致急、慢性盆腔炎，性传播疾病等，继发不孕症。另外，经期行房事容易使细菌和血液通过松弛的宫颈口进入盆腔，引发感染。更严重的是，如果逆流的经血在盆腔里残存下来，就会造成子宫内膜异位症。两者都是摧残生育能力的杀手。

3. 精神压力过大　正值生育年龄的女性，如果环境改变、情绪波动、长期处于极大的压力下，就容易发生内分泌紊乱，月经也开始紊乱甚至变成无月经，不排卵，在这种情况下，当然也就不太容易怀孕了。就业竞争加剧使很多职场女性压力增大，长期处于忧虑、抑郁或恐惧不安的精神状态，都会影响女性怀孕。

三、哪些类型不孕症选择中医治疗有优势

中医药治疗不孕症具有全身性的调控作用，对多种因素造成的女性不孕症，尤其对排卵障碍性不孕症、免疫性不孕症、不明原因性不孕症的患者效果尤佳，对不严重的输卵管因

素所致不孕症亦有佳效，但对存在严重器质性改变的不孕症，中医疗效并不显著。此外，中西医结合治疗也是目前治疗不孕症的方向，可参与辅助生殖技术中。

四、哪些类型不孕症选择西医治疗有优势

西医药针对有明确病因的不孕症均有比较明显的疗效，如输卵管性不孕症、排卵障碍性不孕症，但对免疫性不孕症、不明原因性不孕症则无有效疗法。对于严重输卵管因素性不孕症，可采取辅助生殖助孕手段；排卵障碍性不孕症，可采用促排卵方法显著提高排卵率与妊娠率。

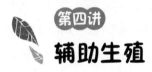

辅助生殖

辅助生殖技术（ART）指采用医疗辅助手段使不育夫妇妊娠的技术，包括人工授精（AI）和体外受精 - 胚胎移植（IVF-ET）及其衍生技术。试管婴儿就是使用 IVF-ET 及其衍生技术生育的婴儿，由于胚胎最初 3 天是在体外试管内发育，所以又叫"试管婴儿"。ART 开创了人类治疗不孕症的新纪元，是生殖医学发展史上的一次重大飞跃。

一、为什么选择辅助生殖技术

ART 所解决的核心问题是已婚夫妇的不孕不育症，使他们实现妊娠产子的愿望，连带可解决由不孕不育所引发的系列相关社会问题。世界卫生组织（WHO）的评估报告显示，大约每 7 对夫妇中就有 1 对夫妇存在生殖障碍。我国现阶段不孕症的发病率已逾 10%。现代社会对男性、女性的要求显著提高，压力增大，以及国内传宗接代观念的影响，多数家庭（甚或家族）盼子心切，使不孕不育夫妇承受着极大的心理压力与社会舆论，甚至引发离异等家庭乃至社会问题。目前，越来越多的已婚夫妇将面临生殖障碍的困境，而在这群不孕不育症患者中，又有约20%的夫妇，不借助 ART 就根本无法生儿育女。

ART 包含了多种人工助孕技术，目前发展水平下，ART 主要包括 AI、IVF-ET、卵胞质内单精子注射技术（ICSI）、胚胎植入前遗传学诊断（PGD）、胚胎植入前遗传学筛查（PGS）。因此，试管婴儿的概念包含于 ART 中，指通过 IVF-ET（一代试管）、ICSI（二代试管）、PGD/PGS（三代试管）技术获得的活产。而 AI 为人工授精，是比较简单的 ART，需要至少一侧输卵管保持通畅，一般尝试 3 次宫腔内人工授精（IUI）失败后建议转行 IVF。试管婴儿则对输卵管通畅性无必要要求，几乎适用于各类型的不孕症，尤其是输卵管因素性不孕症、排卵障碍性不孕症、不明原因性不孕症，其他如子宫因素性不孕症、免疫因素性不孕症、男方因素性不孕症等亦适用。为提高人口质量，基于优生优育的理念，生殖遗传筛查及产前诊断的重要性日渐凸显，有遗传缺陷的育龄夫妇，不论是否不育，都可采用 ART 的供精、供卵、供胚或胚胎移植前遗传学诊断（PGD）、胚胎移植前遗传学筛查（PGS）等方法，切断导致遗传病发生的有缺陷基因与异常染色体和后代传递，保证生育健康婴儿。目前 AI 的妊娠率徘徊在 13% ~ 15%，而试管婴儿的妊娠率已攀高至 40% ~ 60%。随着对影响妊娠成功因素的深入研究和相应技术环节的改进，预期妊娠率还会提高。

ART 的另一个优势在于对生育力的保存以及再生。对于从事高危职业、长期接触放射线或有毒物质的男性、女性，以及因为全身或生殖器肿瘤，需行生殖器手术或放疗、化疗的患者，可通过 ART 事先对生殖细胞进行体外冷冻保存，即事先将生殖细胞精子、卵子取出后冷冻存储，等待适宜时机进行解冻复苏移植。而生育细胞再生技术也是 ART 的现阶段研究热点之一，主要针对女性卵巢功能衰竭、男性无精子症等不孕不育症，利用干细胞分化或 DNA 重组再生生殖细胞，但目前还处于实验研究阶段。并且，这些 ART 技术还涉及一系列伦理争论和社会立法问题。另如，代孕技术，适用于子宫切除术后或子宫破裂及子宫严重粘连的患者，但因涉及一系列复杂的社会问题，目前我国国内法律明令禁止代孕。

二、辅助生殖技术的庐山真面目

1. IVF-ET 常规 IVF-ET 是在母体接受大量外源性促性腺激素刺激后促使卵巢大量卵泡发育成熟的基础上，在阴道 B 超引导下从阴道穿刺进入卵巢，利用体外负压吸引技术获取卵子，置于培养皿内，加入经优选诱导获能的活性精子，使精子与卵子在体外受精结合，观察 3～5 日后将发育成的前期胚胎或囊胚移植回母体子宫内，若本周期不适宜移植，则可先将胚胎冷冻，待适宜内膜周期解冻胚胎后移植回母体子宫内。IVF-ET 适用于输卵管堵塞，子宫内膜异位伴盆腔内粘连或输卵管异常，男性轻度少精、弱精症，免疫性不育、原因不明性不育等。

2. ICSI 主要是在 IVF 技术上发展起来的，针对男性精子数量不足或精卵结合障碍所采取的体外受精的微滴法、透明带部分切除法及透明带下授精等方法。其他步骤同 IVF，ICSI 要求具备足够经验的实验室技术支持，不用进行精子的诱导获能处理，只需选择一个形态正常、缓慢运动的精子先予以制动，再通过显微操作，将精子注入卵子胞浆内，即完成受精。ICSI 适用于严重少、弱畸精症，输精管阻塞、先天性双侧输精管缺如以及输精管结扎后吻合输精管失败或无法吻合者。

3. PGD/PGS PGD 为胚胎植入前基因诊断，PGS 为胚胎植入前遗传学筛查，主要用于检查胚胎是否携带有遗传缺陷的基因及高龄女性优生筛查。其他技术同 IVF，在形成胚胎后而植入子宫前选取胚胎细胞，即培养 3 日的卵裂球中选取一个卵裂球细胞，或培养 5 天的囊胚中选取若干个囊胚滋养层细胞进行检测。PGD 针对部分已知家族性遗传性疾病的单基因位点进行检测，以避免一些家族遗传性疾病，如血友病、地中海贫血等；而 PGS 是通过一次性检测细胞 23 对染色体的结构和数目，分析胚胎是否有遗传物质异常的一种早期产前筛查方法。因此，PGD/PGS 可以提高人口质量，降低遗传性疾病发生率，增加 ART 活产率。

三、试管婴儿的孩子是我的吗

试管婴儿的"试管"之意指的是取夫妇卵子与精子在体外培养成第 3 ~ 5 日胚胎，再移入母体子宫内发育，主要规避了卵泡发育不良、输卵管不通、精子质量低下三大因素，对胚胎本身基因型并无影响。因此，试管婴儿百分之百是亲生子女。

四、试管婴儿对胎儿健康有影响吗

1978 年 7 月 25 日，Lesley 终于分娩了世界上第一例试管婴儿 Louise Brown。至此人类 IVF-ET 技术正式建立。1985 年 4 月和 1986 年 12 月，我国台湾、香港先后诞生了两地的首例试管婴儿。1988 年 3 月 10 日，我国内地的首例试管婴儿也在北京医科大学第三医院张丽珠教授带领的生殖中心诞生。当今国际上采用的助孕新技术多数是从 IVF-ET 衍生出来的。因此，对试管婴儿的随访观察已经接近 38 年，据了解，目前对试管婴儿的追踪并未有报道全身系统器官的严重不良影响。而试管婴儿的子代也逐渐降生，这些孩子有的是通过自然受孕，有一部分还是通过 ART，这类试管家庭将在未来越来越多见。

五、试管婴儿不是万能的，还有其他方法可供选择

试管婴儿作为不孕症的一个辅助助孕手段，解决了很多疑难的生育障碍问题，但同时也给个人心理、家庭经济等带来了多重压力，如果发生卵巢过度刺激征等医源性并发症，严重者可能威胁生命，这些 ART 的不良影响也是不可忽略的。因此，对于心理上对试管婴儿抵触或试管婴儿实施失败或不宜行试管婴儿的患者，可尝试选择或同时接受中医药治疗。中医药治疗不孕症不乏成功的案例，但是中医疗效亦与多种因素有关，如患者年龄、病程、病情、不孕症类型等，且反复试管婴儿失败或不宜行试管婴儿者，中医药治疗亦需要长时间的治疗过程，患者需要有足够的耐心与毅力。

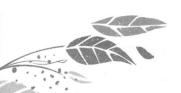

第二篇

补肾助孕篇

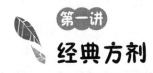

第一讲

经典方剂

一、毓麟珠——补肾助孕毓麟珠

1. 毓麟珠的组成和起源 毓麟珠出自明代张景岳的《景岳全书》，为治肾气不足证要方，具有补肾益气、填精益髓的功效，主治肾虚不孕症，表现为婚久不孕，月经不调，经量或多或少，头晕耳鸣，腰酸腿软，精神疲倦，小便清长，舌淡，苔薄，脉沉细，两尺尤甚。毓麟珠组成：人参 10g、白术 10g（土炒）、茯苓 10g、芍药 10g（酒炒）、川芎 6g、炙甘草 6g、当归 10g、熟地黄 10g（蒸，捣）、菟丝子 10g（制）、杜仲 10g（酒炒）、鹿角霜 10g、川椒 6g 等。"毓"，古育字，有生养、孕育之意；《说文解字》释：养子使作善也。"麟"，即麒麟，麒麟是我国传说中的"仁兽"，又是"灵兽"，被描写为鹿身、牛尾、马蹄、头上有角，古人以男婴为麒麟儿，在祝贺人得子时，往往用喜获麟儿、天赐石麟等贺词；"珠"，有人认为指珍珠，是谓该药丸形圆如珠。我们认为应该还有代指女婴的意思。父母常把女儿比作掌上明珠，在恭贺人生女婴时，则有明珠入掌之辞。所以，"毓麟珠"意寓让人生子育女。《景岳全书》记载有毓麟珠："治妇人血气俱虚，经脉不调，或断续，或带浊，或腰酸，或饮食不甘，瘦弱不孕，服一二斤即可受胎。凡种子诸方，无以加此。"

2. 毓麟珠的巧妙搭配　本方以八珍之品（人参、白术、茯苓、甘草、当归、熟地黄、白芍、川芎）补养气血，鹿角、菟丝子、杜仲、花椒温补肾阳，此方为益肾养血、血中补阳之方。妇人经迟腹痛，宜加酒炒补骨脂、肉桂各 10g，甚者再加吴茱萸 5g（汤泡 1 宿，炒用）；如带多腹痛，加补骨脂 10g，北五味子 6g，或加龙骨 30g（醋煅用）；如子宫寒甚，或泄或痛，加制附子、炮干姜；如多郁怒气，有不顺而为胀为滞者，宜加酒炒香附 10g，或甚者再加沉香 10g；如血热多火，经早内热者，加川续断、地骨皮各 15g，或另以汤剂暂清其火，而后服此，或以汤引酌宜送下亦可。

3. 哪些不孕症患者适合使用　凡属于肾气虚型不孕症患者均可用治，可通过月经周期情况与全身症状来辨别。肾气不足，冲任虚衰，则婚久不孕；肾气虚，天癸迟至，则初潮延迟；肾气虚，冲任不调，血海失司，则月经不调或停闭，量或多或少；肾主骨生髓，脑为髓海，腰为肾之外府，肾气虚则腰酸腿软，头晕耳鸣，神疲肢倦；肾气虚气化失常，则小便清长；经色淡黯，质稀，舌淡黯，苔白润，脉沉弱，皆为肾气亏虚之征象。

笔者曾治疗过一位患者，吕某，女，29岁，银行职员，江苏省南通市人。主诉：末次胚停清宫术后1年未避孕未孕。病史：患者2014年10月孕8周余因胚停行清宫术，术后未避孕，至今未孕。平素月经不规律，月经稀发，30～50日一行，经行5～6日，量中，色红，无血块，无痛经，经行乳胀、腰酸、泄泻，刻下：月经周期第17天，经净后腰膝酸软，头晕耳鸣，气短懒言，夜寐尚安，夜尿频多，大便可，舌淡，苔薄白，脉沉细。诊治：该病证属肾气亏虚、胞宫失养，治疗予以补肾助孕，方以毓麟珠加减。如此调治3个月，联合超声监测下西药氯米芬促排卵治疗后妊娠，继续予以中药补肾安胎，足月顺产1女，母女平安。

4. 服用毓麟珠的注意事项　无明显不良反应。

二、右归丸——温补肾阳助孕育

1. 右归丸的组成和起源　右归丸出自明代张景岳的《景岳全书》，为治肾阳不足证之要方，具有温补肾阳、填精止遗的功效，主治阳虚不孕症，表现为婚久不孕、月经不调、肾阳不足、命门火衰、腰膝酸冷、精神不振、怯寒畏冷、大便溏薄、尿频而清等。右归丸组成：熟地黄240g、附子（炮附片）60～180g、肉桂60～120g、山药120g、山茱萸（酒炙）90g、菟丝子120g、鹿角胶120g、枸杞子120g、当归90g、杜仲120g。本方系从《金匮要略》肾气丸加减衍化而来，所治之证属肾阳不足，命门火衰，或火不生土所致。方中除用肉桂、附子外，还加入鹿角胶、菟丝子、杜仲，以增强温阳补肾之功；又加当归、枸杞子，配合熟地黄、山药、山茱萸以增滋阴养血之效。其配伍滋阴养血药的意义，即《景岳全书》所说："善补阳者，必于阴中求阳"之意。

2. 右归丸的巧妙搭配 本方由 10 味药组成。方中以附子、肉桂、鹿角胶为君药，温补肾阳，填精补髓。臣以熟地黄、枸杞子、山茱萸、山药滋阴益肾，养肝补脾。佐以菟丝子补阳益阴，固精缩尿；杜仲补益肝肾，强筋壮骨；当归养血和血，助鹿角胶以补养精血。诸药配合，共奏温补肾阳、填精止遗之功。

3. 哪些不孕症患者适合使用 凡属于肾阳虚型不孕症患者均可用治，可通过月经周期情况与全身症状来辨别。肾阳不足，命门火衰，冲、任虚寒，胞宫失煦，则婚久不孕；阳虚内寒，天癸不充，冲、任血海空虚，则初潮延迟，月经后期，量少色淡，甚至闭经；阳虚不能化气行水，水湿下注任脉、带脉，则带下量多，质稀；腰为肾之府，肾虚则腰膝酸软，火衰则性欲淡漠；火不暖土则大便不实；膀胱失约则小便清长；面色晦暗，舌淡苔白，脉沉细或沉迟，皆是肾阳不足之征象。

笔者曾治疗过一位患者，赵某，女，39 岁，经商，广东省广州市人。主诉：人工流产术后 13 年未避孕未孕，行冻融胚胎移植术（FET）前调理。病史：患者 13 年前因计划外妊娠行人工流产术，术后未避孕，至今未孕。外院 HSG 示左侧输卵管远端梗阻，右侧输卵管伞端粘连，遂行 IVF-ET，长方案取卵 10 枚，配成 10 枚，冷冻 10 枚，FET 2 枚（冷冻胚胎移植）未孕，现拟行 FET 前调理。末次月经（LMP）：2015 年 4 月 8 日，量少，色黯，时有血块，经行腹痛可忍。刻下：月经周期第 7 天，腰膝酸软，头晕耳鸣，畏寒肢冷，夜寐欠安，纳可，二便调，舌淡，苔薄白，脉沉。诊疗：该病证属肾阳亏虚、胞宫失养，治疗予以温肾暖胞，方以右归丸加减。FET 前调治 2 个月，妊娠。

4. 服用右归丸的注意事项　肾阴不足者忌用。

三、养精种玉汤——养血填精名种玉

1. 养精种玉汤的组成和起源　养精种玉汤出自《傅青主女科》，为治肾阴不足证之要方，具有滋阴益肾、养血填精的功效，主治阴虚不孕症，表现为婚久不孕，月经不调，肾阴不足，阴虚火旺，形体消瘦，五心烦热，口干失眠，尿短而赤等。养精种玉汤组成：熟地黄 10g、当归 10g、白芍 10g、山茱萸 10g。本方系由《太平惠民和剂局方》四物汤去川芎，加山茱萸而成。养精种玉汤是傅青主治疗身瘦不孕者之用，有滋肾养血调经之效。傅氏认为，此方不特补血，而纯于填精，精满则子宫易于摄精，血足则子宫易于容物，皆有子之道也。

2. 养精种玉汤的巧妙搭配　本方以熟地黄、当归、白芍填精养血，辅以山茱萸滋养肝肾之精。若血虚甚者加鹿角胶、紫河车等血肉之品填精养血，大补奇经；若血虚伤阴，阴虚内热，有潮热者，加知母、青蒿、龟甲、炙鳖甲滋阴而清虚热；若阴虚肝气郁结，胸胁满闷者，加醋柴胡、牡丹皮等。

3. 哪些不孕症患者适合使用　凡属于肾阴虚型不孕症患者均可用治，可通过月经周期情况与全身症状来辨别。肾阴亏虚，天癸乏源，血海空虚，胞宫失养，则婚久不孕；阴虚火旺，热扰冲任，则月经周期提前；阴虚血亏则月经量少，甚或闭经；腰为肾之府，肾虚则腰膝酸软；精亏血少，清窍失荣，血不养心，故心悸头晕；阴虚火旺，则形体消瘦，口干烦热；舌淡或红，少苔，脉细或细数，均是肾阴不足之征象。

笔者曾治疗过一位患者，吴某，女，41岁，职员，江苏盐城人。主诉：未避孕1年未孕（再生育要求）。病史：患者2004年足月顺产1子，后行工具避孕，现有再生育要求，未避孕1年未孕。末次月经（LMP）：2012年7月4日，量极少，3日即净，色红转暗，无血块，无痛经，经行头痛。刻下：第5天，月经干净2日，腰膝酸软，潮热汗出，自汗盗汗，头晕耳鸣，手足心热，烦躁易怒，夜寐不安，入睡困难，多梦，小便可，大便干结难解。辅助检查：FSH 51.56mU/ml，E_2 69pg/ml。诊治：该病证属肾阴亏虚、胞宫失养，治疗予以滋阴清热、益肾填精，方以养精种玉汤加减。如此调治半年后，FSH下降至正常范围。期间行HSG发现双侧输卵管梗阻，三维B超示宫腔中下段粘连，建议联合IVF助孕。

4. 服用养精种玉汤的注意事项　肾阳不足者忌用。

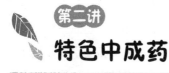

第二讲

特色中成药

一、滋肾育胎丸——流产安胎脾肾补

主要成分：菟丝子、砂仁、熟地黄、人参、桑寄生、阿胶

（炒）、首乌、艾叶、巴戟天、白术、党参、鹿角霜、枸杞子、续断、杜仲等。

功效主治：补肾健脾，益气培元，养血安胎，强壮身体。本品为黑色的包衣浓缩水蜜丸，除去包衣后显深棕色；气微香，味微苦。用于脾肾两虚、冲任不固所致的滑胎（防治习惯性流产和先兆性流产）。

用法用量：口服，淡盐水或蜂蜜水送服。每次5g（约2/3瓶盖），每日3次。

注意事项：感冒发热勿服。服药时忌食萝卜、薏苡仁、绿豆芽。如肝肾阴虚患者，服药后觉口干、口苦者，改用蜂蜜水送服。服药时间长短不一，有的服1~2瓶见效，有的滑胎患者需服药1~3个月，以服药后临床症状消除为原则，但滑胎者一般均服至3个月后渐停药。

二、调经促孕丸——调经促孕阳自足

主要成分：鹿茸（去毛）、淫羊藿（炙）、仙茅、续断、桑寄生、菟丝子、枸杞子、覆盆子、山药、莲子（去心）、茯苓、黄芪、白芍、酸枣仁（炒）、钩藤、丹参、赤芍、鸡血藤等。

功效主治：补肾健脾，养血调经。本品为棕褐色的水蜜丸；味甘、微苦。用于脾肾阳虚引起的经血不调，经期不准，月经过少，久不受孕；继发性闭经、黄体功能欠佳、不孕症属脾肾阳虚证候者。

用法用量：口服。每次5g，每日2次。自月经周期第五天起连服 20 天；无周期者每月连服 20 天，连服 3 个月或遵医嘱。

注意事项：阴虚火旺、月经量过多者不宜服用。

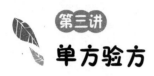

第三讲
单方验方

一、菟丝子——补肾安胎且助育

菟丝子，首见于《神农本草经》，其味辛、甘，性平，归肝、肾、脾经，功擅补肾益精、养肝明目、止泻、安胎，常用治肾虚精亏的病症，如宫冷不孕、腰痛、先兆流产、便溏泄泻等症。《本草汇言》言："补肾养肝，温脾助胃之药也。但补而不峻，温而不燥，故入肾经，虚可以补，实可以利，寒可以温，热可以凉，湿可以燥，燥可以润。非若黄柏、知母，苦寒而不温，有泻肾经之气；非若肉桂、益智，辛热而不凉，有动肾经之燥；非若苁蓉、锁阳，甘咸而滞气，有生肾经之湿者比也。"菟丝子属于补阳类中药，味辛但无温燥之弊，辛以润燥，甘以补虚，为平补阴阳之品，功能补肾阳、益肾精，以固精缩尿。现代药理研究显示，菟丝子的活性成分主要为槲皮素、香豆精、黄酮、甾醇类等，具有促进性腺轴激素分泌、抗氧化、抗衰老等作用。

关于"菟丝子"有一个传说

有一个长工在财主老爷家做活，因财主老爷喜欢养兔子，家里养了很多白玉兔、黑毛兔、灰毛兔等，所以专门雇了长工给他饲养兔子，并

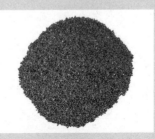

菟丝子

且还定下了规矩，若长工能好好地养兔子，年底就多加些工钱给他，但若死伤了一只兔子，扣掉1/4的工钱。平日里长工都把兔子照顾得好好的，可在有一天晚上，把兔子放回笼子里的时候，长工一失手，一棍打在一只白玉兔的腰脊，白兔腰脊被打伤，躺在地上一动也动不了了。长工心里害怕财主老爷知道后责骂他还克扣他的工钱，就乘着夜色，悄悄把白兔子藏在了黄豆地里，这一片喧哗高处的黄豆叶子正好把兔子掩盖好。可惜的是，过了一段时间，财主老爷回家和兔子嬉戏，一眼就发现少了一只白兔，非逼长工赔不可。长工没有办法，就来到黄豆里找那只腰脊受伤的兔子，想把它抱回去给财主老爷看了，再想想有什么办法可以补救。出乎意料的是，那只白玉兔正在黄豆地里又蹦又跳地寻找着什么啃吃，虽然兔子的行动还

没有受伤前灵活，但已经不影响基本的觅食。长工见了这个现象，心中很是纳闷，之前明明白兔的腰脊已经受伤，怎么还能如此灵活地活动，一丝也看不出受伤的样子。长工急忙去捉，费了九牛二虎之力才捉住那只兔子。长工百思不得其解，怕是偶然眼花，就故意再打伤了一只灰兔子的腰脊扔进了黄豆地里。过了几日去地里一瞧，灰毛兔也活蹦乱跳地在黄豆地里玩耍。

这下长工越想越奇怪，见灰毛兔的伤势也好了，就回家把这件奇事告诉了自己的爹爹。长工的爹爹也曾在财主老爷家干活，后来从高处摔下伤到腰部，一直卧床了几年，不能动弹。长工爹爹一听到儿子说起这个事情，忙喊长工去看看这些受伤的兔子是不是吃了什么特别的东西才能好得这么快，说不定是什么神仙药。长工按照爹爹的吩咐，只好又打伤了一只兔子，放在黄豆地里面了。这回长工在黄豆地旁边看着，看看这只兔子的伤口到底是怎么复原的。只见那只腰脊受伤的兔子，无法自己行动去觅食，就算是伸长着脖子也够不着高处的黄豆叶子，只能啃那些缠绕在豆秸上的一种野生黄丝藤的种子。没想到，过了几日，兔子的腰伤竟然一日日好了起来。长工细想莫非这些野生黄丝藤的种子就是治好兔子腰伤的神药，这些杂草在黄豆地里缠来缠去，会把大片大片的黄豆缠死，竟不曾想有治病的功效，就急忙采摘了好多野生黄丝藤的种子带回家，煎成汤药给爹爹服用。经过一段时间的调养，长工爹爹腰伤渐渐好了，过了几个月，竟能下地行走了，又过了几个月，连田间农活都能操持了。这事在乡邻里传播开来，有腰损腰伤的人，纷纷上门求医。长工见此，就辞了财主老爷家的活计，专门采摘黄豆地里黄丝藤的种子，自制成丹药，救治周围乡邻。这种草药因救治兔子而被发现，因此，他给这种草药取名为"菟丝子"，闻名于世。

什么样的不孕症患者适合使用菟丝子呢？适合使用菟丝子的不孕症患者大多具有肾虚症状，因其性平，故偏于肾阳虚或肾阴虚的不孕症患者均有使用，如婚久不孕、腰膝酸软、月经周期异常等。

用法用量：10～20g，水煎服。

注意事项：本品为平补之药，但偏于补阳，阴虚火旺、大便秘结、小便短赤者不宜服。

二、淫羊藿——补肾温阳风湿除

淫羊藿，首见于《神农本草经》，其味辛、甘，性温，归肝、肾经，功擅补肾壮阳、祛风除湿，又称"仙灵脾"，常用治肾阳亏虚的病症，如阳虚不孕、阳痿、腰膝无力等。《本草纲目》云其："味甘气香，性温不寒，能益精气……真阳不足者宜之。"《分类草药性》云："补肾而壮元阳。"淫羊藿属于补阳类中药，性温燥烈，长于补肾壮阳，单用有效，可浸酒服，亦可与其他补肾壮阳药同用。现代药理研究显示，淫羊藿的活性成分主要为黄酮类化合物，还含有木脂素、生物碱及挥发油等，具有增强性腺轴及皮质轴等内分泌系统的分泌功能、促进蛋白质合成、调节细胞代谢、增加动脉血流量等作用。

关于"淫羊藿"有一个传说

淫羊藿又名"仙灵脾"，传说是南北朝时的著名医学家陶弘景首先发现了这个具有补肾壮阳功效的草药。一日，陶弘景背着药篓上山采药，

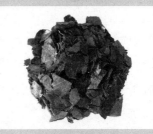

淫羊藿

在树林灌木丛中见到一种奇怪的草，它的叶是青色的，状似杏叶，一根数茎，高达一二尺的草，未曾在药书上见过，不知道它是否有药用价值，就采摘了一些回去，准备仔细研究一番，但一直未能有任何进展。这日，陶弘景再次上山采药，看见一个老羊倌正在灌木丛处放羊。好几只公羊正在啃食那种怪草。陶

弘景上前与老羊倌攀谈，问起这种怪草，老羊倌告诉陶弘景，他发现公羊若是啃食了这种怪草，与母羊交配的次数就明显增多，而且阴茎极易勃起、坚挺不痿。陶弘景心中暗自思忖，莫非这是一种补肾良药。于是，他与老羊倌反复请教，又在动物身上试验了多次，果然发现这种怪草具有温肾壮阳的作用，且效用很强，故将此种草药载入药书，名其为"淫羊藿"。

什么样的不孕症患者适合使用淫羊藿呢？适合使用淫羊藿的不孕症患者大多具有肾阳亏虚症状，如婚久不孕，月经推后，量少、色淡、质稀，甚至闭经，腰膝酸软，畏寒肢冷等。

用法用量：3～15g，水煎服。

注意事项：阴虚火旺者不宜服用。

第四讲
食疗调护

一、菟丝子烩海参——补肾填精把孕助

食材准备：羊肉 500g、炒山药 15g、炒山茱萸 10g、枸杞子 10g、菟丝子 15g、鹿角胶 10g、杜仲 10g、肉桂 5g、制

附片 20g、当归 8g、海参 2 条，猪油、酱油、料酒、花椒、冰糖、味精、生姜、细葱、湿淀粉各适量。

烹饪方法：先将羊肉洗净，在水中浸泡约 30 分钟，再入沸水锅中煮几分钟捞起，切成长约 3cm、宽 2cm 的小块备用。将水发海参洗干净，切成片入沸水中汆一下，将熟地黄、附片等中药与花椒一起，用纱布袋装好，扎紧口，生姜、细葱洗净切碎，备用。将炒锅置武火上，下入猪油烧至七成热时，放入羊肉煸炒，再加适量清汤烧后，撇去油沫，放入姜、葱、料酒、中药袋、冰糖、酱油，烧沸，再撇去浮沫，改用文火烧至熟烂时，取出药袋，加入海参再烧约 20 分钟，待原汁浓厚时移至武火上，下湿淀粉勾芡收汁即成。

功效主治：菟丝子功擅滋补肝肾、固精缩尿，安胎，明目，止泻，而海参为八大珍品之一，《本草纲目拾遗》中记载："海参，味甘咸，补肾，益精髓，摄小便，壮阳疗痿，其性温补，足敌人参，故名海参。"海参具有提高记忆力、延缓性腺衰老、防止动脉硬化以及抗肿瘤等作用。故本汤具有补肾益精的功效，适用于恣饮酒浆、肾阳亏虚、精血不足、虚弱劳怯所致不孕症，也可用于腰膝酸冷、耳鸣眩晕、头昏眼花、五更泄泻等肾虚精亏病证。

二、枸杞鲫鱼汤——补脾益肾助孕育

食材准备：鲫鱼 1 条、枸杞子 10g，酱油、油、葱、生姜、胡椒、盐各适量。

烹饪方法：将葱切丝，生姜切末。鲫鱼洗净，放入烧热的油锅内炸至微黄，捞出沥油。锅内注油烧热，放入葱、生姜爆香，加适量水烧开，加入枸杞子及炸好的鱼焖烧 10 分钟，放入胡椒、盐即可。

功效主治：鲫鱼药用价值极高，其性平味甘，归胃、肾经，具有和中补虚、除羸、温胃进食、补中益气之功效。用于脾胃虚弱，少食乏力，呕吐或腹泻；脾虚水肿，小便不利；气血虚弱，乳汁减少；便血，痔疮出血。鲫鱼补虚，任何有虚证表现的患者皆可以服用，但感冒发热期间不宜多吃。配合枸杞子滋补肝肾，益精明目。故本汤具有补脾、益肾、助孕之效。

三、鹿茸烧虾仁——温阳助孕肾可补

食材准备：鹿茸 0.5g、枸杞子 1g、虾米 50g、料酒 1 大匙。

烹饪方法：虾去头，挑去肠泥，洗净。鹿茸用 2 碗水与 1 大匙料酒，小火煮 5 分钟，待药味出来。虾入锅，转中火烹煮 3～5 分钟。最后加入枸杞子，微煮 2 分钟。

功效主治：鹿茸是名贵药材。鹿茸中含有磷脂、糖脂、胶脂、激素、脂肪酸、氨基酸、蛋白质及钙、磷、镁、钠等成分，其中氨基酸成分占总成分的 50% 以上。《本草纲目》称鹿茸"善于补肾壮阳、生精益血、补髓健骨"。服用本品宜从小量开始，缓缓增加，不宜骤然大量食用，以免阳升风动，或伤阴动血。阴虚阳盛者忌用。故本品具有温阳补肾助孕的功效。

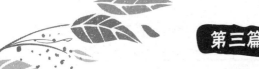

第三篇

疏肝助孕篇

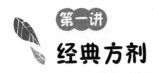

第一讲

经典方剂

🌿 开郁种玉汤——调经种子在开郁

1. 开郁种玉汤的组成和起源 开郁种玉汤出自《傅青主女科》，为治气滞肝郁证的要方，具有养血理气、清肝解郁、调经种子的功效，主治胸怀狭隘，郁怒不孕。开郁种玉汤组成：白芍10g、香附10g、当归10g、白术10g、牡丹皮10g、茯苓10g、天花粉10g。正如古代医圣孙思邈在《备急千金要方·妇人方上》中云："女子嗜欲多于丈夫，感病倍于男子，加以慈恋爱憎，嫉妒忧患，染着坚牢，情不自抑。"女子易被七情所感，导致肝之疏泄功能受损，从而导致不孕症。

2. 开郁种玉汤的巧妙搭配 方中当归、白芍补血养肝，白术、茯苓和脾，牡丹皮、天花粉清肝生津，香附理气解郁，方药组成近似丹栀逍遥散，但理气、泻火、清热之功则较丹栀逍遥散为强。如胸胁胀满甚者，去白术，加青皮、玫瑰花舒郁；梦多而睡眠不安者，加炒酸枣仁、夜交藤以益肝宁神；乳胀有块，酌加王不留行、橘叶、橘核；乳房胀痛有灼热感或触痛者，加蒲公英；若气滞而有瘀血者，可见小腹胀痛，经期或劳累后加重，痛时拒按，去干姜、肉桂，加丹参、香附、桂枝。

3. 哪些不孕症患者适合使用 凡属于肝郁气滞型不孕症患者均可用治，可通过月经周期情况与全身症状来辨别。情怀不畅，肝气郁结，疏泄失常，冲任失和，则婚久不孕；肝失条达，血海蓄溢失常，则经行先后不定期，量或多或少；气郁血滞，则经色黯，有血块；肝脉循少腹布胁肋，经脉不利，则经前胸胁、乳房胀痛，或经行腹痛；郁久化火则烦躁易怒；舌淡红，苔薄白，脉弦，均为肝郁气滞的征象。

笔者曾治疗过一位患者，张某，女，27 岁，职员，浙江省桐乡市人。主诉：未避孕 2 年未孕。病史：患者婚后 2 年性生活正常，未避孕至今未孕。自诉心思细腻，忧思多虑，因丈夫为三代单传，家中生育压力比较大，婆婆经常叨扰，心中烦躁郁闷。B 超监测自然周期有排卵，指导同房未孕。末次月经（LMP）：2015 年 3 月 6 日，量时多时少，色黯，无血块，无痛经，经前乳房、胁肋胀痛。刻下：月经周期第 2 天，行经中，忧思多虑，情绪急躁，咽中如有异味，吐之不出，吞之不下，胸胁胀痛，舌质红，苔薄白，脉弦。诊治：该病证属肝郁气滞，治疗予以疏肝解郁，方以开郁种玉汤加减，调治 2 个月后自然受孕。

4. 服用开郁种玉汤的注意事项 忌服生冷、寒凉、油腻之品。

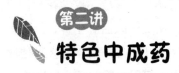

特色中成药

🌿 丹栀逍遥丸——清热调经肝气舒

主要成分：牡丹皮、栀子（炒焦）、柴胡（酒制）、白芍（酒炒）、当归、茯苓、白术（土炒）、薄荷、甘草（蜜炙）。

功效主治：疏肝解郁，清热调经。本品为棕褐色的水丸；气香，味微苦、略辛。用于肝郁化火，胸胁胀痛，烦闷急躁，颊赤口干，食欲不振或有潮热，以及妇女月经先期。

用法用量：口服，每次6~9g，每日2次。

注意事项：服药期间忌服生冷、寒凉食物。

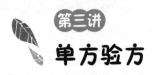

单方验方

🌿 佛手——理气和中肝郁疏

佛手，首见于《滇南本草》，其味辛、苦，性温，归肝、脾、胃、肺经，功擅疏肝解郁、理气和中、燥湿化痰，用治肝郁气滞型胸胁胀痛、脘腹疼痛、不孕症、梅核气等。《滇南本草》

云佛手："补肝暖胃，止呕吐，消胃寒痰，治胃气疼痛，止面寒疼，和中行气。"《本草从新》又言："理上焦之气而止呕，进中州之食而健脾。"佛手属于理气类中药，本品辛行苦泄，善疏肝解郁、行气止痛，且气味芳香，能醒脾理气，和中导滞，善行气解郁而不伤阴津。现代药理研究显示，佛手主要含有挥发油、香豆精类化合物，主要成分为佛手内酯、柠檬内酯、橙皮苷、布枯叶苷等，具有明显抑制肠道平滑肌、扩张冠状血管、抑制心肌收缩、降低血压以及一定的平喘、祛痰作用。

关于"佛手"有一个传说

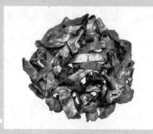
佛手

据传说，金华山脚下有一个村落，村里有一对相依为命的母子。母亲患了一种怪病，长年累月感觉胸腹胀闷，常常叹气，日日需要双手抱胸，方才觉得舒适些。儿子是个孝子，看到母亲为此怪病受累，心中惆怅忧愁，四处求医问药，但仍找不到良药医治母亲的怪病。所谓日有所思，夜有所梦。这日夜间，儿子突然梦到自己来到了一个烟雾缭绕的仙境，见到观音菩萨款款向他走来，送给他一只犹如仙女手样的果子，闻起来气味芬芳，心中一阵舒适，还没来得及请问菩萨，梦就醒了。儿子惊诧到，这莫不是上天的提示，这种果子也许能医治母亲的怪病。于是，儿子下定决心，要找到梦中的仙果来给母亲治病。

儿子跋山涉水，翻上了金华山顶，却没有发现任何可以采摘的果实，心中失落，想到母亲的病情，儿子在岩石边哭泣不已。渐至午夜，月明星稀，儿子向远处望去，突然看见一只仙鹤向这边飞舞而来，引领儿子向山顶的一侧走去。恍惚间，见到一个美丽的仙人向这边飘忽而来，正是梦中的菩萨，其身后是金花遍地，金果满枝，金光耀眼，菩萨感念其救母之心，赐其一枚仙果与仙苗，嘱咐其母闻果实之香，可治怪疾，栽培仙苗，世世代代可采摘仙果，永解病痛。儿子取回仙果与仙苗，给母亲服用，胸腹胀闷的怪病终于治好了，并且在家门口细心培育这种仙苗，给村里人享用仙果。乡亲们想起这仙果是菩萨所赐，形如仙女手样，故名之"佛手"。

《本草纲目》中对"佛手"有这样的描述："虽味短而香芬大胜，置笥中，则数日香不歇。寄至北方，人甚贵重。古作五和糁用之。""其味（指舌尝）不甚佳而清香袭人。南人雕镂花鸟，作蜜煎（饯）果食置于几案，可供玩赏。若安芋片于蒂而以湿纸围护，经久不瘪。"

什么样的不孕症患者适合使用佛手呢？具有气滞症状的不孕症患者，如婚后日久不孕，月经先后不定期，量或多或少，经前胸胁、乳房胀痛或经行腹痛，烦躁易怒等。

用法用量：3～9g，水煎服。

注意事项：无明显不良反应。

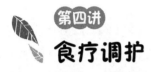

第四讲 食疗调护

一、茉莉花茶——解毒理气兼开郁

食材准备：茉莉花适量。

制作方法：冲泡茉莉花花茶时水温以80～90℃为宜，通常茶与水的比例为1：50，每泡冲泡时间为3～5分钟。

功效主治：茉莉花味辛、甘，性凉，具有清热解毒、理气和中、开郁辟秽、安神镇静作用，可治下痢腹痛、目赤肿痛、疮疡肿毒等病症。茉莉花茶既保持了茶叶苦、甘、凉的功效，又由于加工过程为烘制而成为温性茶，具有多种医药保健功效，可去除胃部不适感，融茶与花香保健作用于一身。常饮本品，对于肝郁气滞型不孕症有辅助治疗作用。

二、佛手酒——疏肝和胃湿痰祛

食材准备：佛手 3000g、白酒 1000ml。

制作方法：将佛手洗净，用清水润透回软，切成片，再切成约 1cm 见方的小块儿，待风吹略收水气后，下入酒坛内装好，加入白酒，封口浸泡。每隔 5 天开坛搅拌一次，浸泡 10 天后，即可开坛，滤去渣，药酒即成。每日 1 次或 2 次。少量饮用。

功效主治：佛手具有疏肝理气、和胃止痛、燥湿化痰的功效，用于肝胃气滞、胸胁胀痛、胃脘痞满、食少呕吐、咳嗽痰多等症。《滇南本草》有云：佛手"补肝暖胃，止呕吐，消胃寒痰，治胃气疼痛，止面寒疼，和中行气。"故本酒具有疏肝理气、和脾温胃的功效，适用于肝郁气滞型不孕症患者。怀孕后应停服。

第四篇

燥湿化痰助孕篇

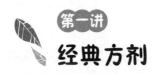

第一讲

经典方剂

🌿 苍附导痰丸——燥湿化痰调孕育

1. 苍附导痰丸的组成和起源　苍附导痰丸见于清代的《叶天士女科全书》，为治痰湿证的要方，具有燥湿化痰、理气调经的功效，治肥盛女人无子者，症见经水逐渐减少，以致经闭，形体日渐肥胖，腰酸浮肿，胸闷恶心，心悸气短，纳谷少馨，乏力倦怠，舌苔白腻，脉滑。苍附导痰丸组成：苍术10g、香附10g、陈皮6g、枳壳9g、茯苓10g、胆南星10g、法半夏6g，甘草6g、川芎6g（姜汁20g、神曲20g为丸），另有记述加石菖蒲、当归。《妇人秘科》指出："脂痰凝塞者，盖妇女一身，内而肠胃开通，无所阻塞，外而经遂流利，无所凝滞，则血气和畅，经水应期，惟彼肥硕者，膏胎充满，元室之户不开，挟痰者，痰涎壅滞，血海之波不流，故有过期而经始行，或数日而经一行，及为浊为带为经闭为无子之病"。《妇女切要》也说："肥人闭经，必是痰湿与脂膜壅滞之故。"

2. 苍附导痰丸的巧妙搭配 方中半夏、胆南星、茯苓、苍术化痰燥湿健脾，陈皮、香附、枳壳行气解郁化痰，石菖蒲宣痹除痰，川芎、当归活血通经、调理冲任，姜汁、神曲为丸，和胃止呕。若兼见心烦易怒、口干口苦者，配合清泻肝火，合丹栀逍遥散；若兼见神疲嗜睡、食少、面色㿠白，乃脾肾两虚之象，可合用八珍汤等。

3. 哪些不孕症患者适合使用 凡属于痰湿型不孕症患者均可用治，可通过月经周期情况与全身症状来辨别。肥人多痰，冲任阻滞，或脾阳不振，湿聚成痰，壅滞冲任，而见婚久不孕；痰阻冲任胞宫，则月经周期延后或闭经；湿浊下注，则带下量多，质黏稠；痰湿中阻，清阳不升，则头晕心悸，胸闷泛恶。舌淡胖、苔白腻、脉滑，皆是痰湿内阻的征象。

笔者曾治疗过一位患者，周某，女，25岁，银行柜员，江苏省南通市人。主诉：未避孕1年未孕。病史：患者婚后1年，性生活正常，未避孕至今未孕。平素月经易后期，甚或闭经，需用激素药物方能来潮。形体肥胖，肢体毛发旺盛，口中甜腻，食后易困乏，小便可，大便稀溏，嗜睡，舌质淡，边有齿痕，苔白腻，脉滑。诊治：该病证属痰湿内蕴、胞脉不通，治疗予以祛湿化痰、调经促孕，方以苍附导痰丸加减。嘱其加强运动，节制饮食，配合中药调治半年后受孕。

4. 服用苍附导痰丸的注意事项 苍附导痰丸中含有半夏、胆南星性辛温，为燥湿化痰要药，善治寒痰、湿痰，热痰、燥痰者不宜过服。且两药有毒，虽经炮制毒性已缓，但孕期慎用。故服药期间可同时备孕，孕后需停服，改用安胎中药汤剂。

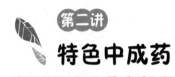

第二讲
特色中成药

二陈丸——燥湿化痰调中土

主要成分：陈皮、半夏、茯苓、甘草。辅料为赋形剂蜂蜜。

功效主治：燥湿化痰，理气和胃。本品为棕黄色的大蜜丸；气微香，味甘。用于痰湿停滞导致的不孕症，见婚久不孕、形体肥胖、月经停闭、咳嗽痰多、胸脘胀满、恶心、呕吐等痰湿症状者。

用法用量：口服。每次 9～15g，每日 2 次。

注意事项：服药期间忌烟、酒及辛辣、生冷、油腻食物。不宜在服药期间同时服用滋补性中药。患有高血压、心脏病、肝病、糖尿病、肾病等慢性病严重者，应在医师指导下服用。儿童、孕妇、哺乳期妇女、年老体弱者，应在医师指导下服用。

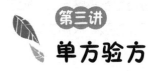

第三讲
单方验方

🌿 半夏——燥湿化痰降逆呕

半夏，首见于《神农本草经》，其味辛，性温，归脾、胃、肺经，功擅燥湿化痰、降逆止呕、消痞散结，外用消肿止痛，用治湿痰、寒痰、呕吐、瘿瘤、痰核等症。《本草害利》有言："其性燥而辛温有毒。虽能祛湿分水实脾，及开寒湿气郁结痰，而其所忌者，惟阴虚血少，津液不足诸病……"，半夏属于祛痰化湿类中药，放置陈旧者为良，又称"陈半夏"。因炮制方法的不同有姜半夏、法半夏、半夏曲、竹沥半夏等，其中姜半夏长于降逆止呕，法半夏长于燥湿且温性较弱，半夏曲则有化痰消食之功，竹沥半夏能清热化痰，主治热痰证。现代药理研究显示，半夏主要含有挥发油，内含主要成分为 3- 乙酰氨基 -5- 甲基异噁唑、丁基乙酰基醚等，具有抑制呕吐中枢而止呕及止咳、抗心律失常等作用。

🌿 关于"半夏"有个传说

传说，在相盖山寺内有一个俗家修行的女子，名唤半夏。半夏原出生在石羊场一个李姓农家，因出生时夏天过半，所以取名为半夏。半夏在家中排行老八，有七个兄长和姐姐，奈何田少人多，仅靠半夏老爹一

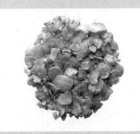

姜半夏

人务农不能维持生计，只好忍痛把最幼小的孩子半夏送到相盖山寺内做俗家弟子。半夏每日诵经念佛，一心求道升仙，摆脱世间轮回的痛苦。半夏勤于修身养性，诵经修炼，但是多年仍未得道升仙。半夏的主持师父劝慰她，佛门是以大慈大悲、救苦救难为根本，要为天下众生消除苦难，方能修成正果，列入仙班。

半夏恍然大悟，遂拜别师门，去城中摆药摊，给百姓治病。但碍于女子身份，一直无人问津。直到有一日，有一个贫苦的老太病入膏肓又无钱医治，看到半夏的药摊，请求半夏医治。半夏果然治好了老太太的顽疾。这事一传十，十传百，百传千，乡里人竞相传颂半夏为神医，前往求治者络绎不绝。半夏也尽心尽力，无论男女老幼，富贵贫贱，白日黑夜，只要有患者求诊，她都一应出诊，药到病除，无人不称赞其高超医术与高贵医德。

半夏为百姓消灾治病，功德非常圆满，上天感念

她的善举，玉帝派六甲神引半夏明日日出之时于相盖山华严洞排班听封。半夏喜极而泣，多年心愿终于要实现。第二天夜间，她整理好行装，准备上相盖山华严洞，等待日出后上天赐封。正要出门，一位满头大汗的壮汉敲开半夏的诊室门，跪在地上哀求半夏救救他怀里抱着的女童。半夏只见女童面色苍白、昏迷不醒、生命垂危，急忙寻问病情，分析病理，煎药施救。时间一点点过去，但女童的症状只略见好转，并未转愈，半夏瞧见窗外天色渐渐亮白，心中焦急，想先去相盖山，但壮汉见半夏要走就扑通跪下，哀求半夏一定要救救孩子的命。这时，女童的病情又突然急转恶化，半夏顾不得上天封神事情，急忙医治女童。天亮后，女童的病情终于转危为安，半夏也错过了华严洞听封的时机。半夏心中惆怅，但一想自己能救治天下苍生似乎比得道成仙更为重要，就放弃了修仙的念头，一心一意救治贫苦医患。

半夏到底是凡人，几十年后半夏老故，人们为了纪念她生前的功德，为她立碑著传。不久，在碑前长出了一种绿油油的小草，人们以为是半夏神医不忘生前医治病患的宏愿，化作小草继续救济苍生，就将这种小草采摘下，发现给痰湿呕吐等病患服下，病就好得快多了，十分灵验，人们就将其命名为"半夏"，以纪念她的事迹。

什么样的不孕症患者适合使用半夏呢？具有痰湿症状的患者，如婚后日久不孕、形体肥胖、月经停闭不潮、舌苔白腻等。

用法用量：3～10g，水煎服，一般宜制过用。

注意事项：半夏性温燥，阴虚燥咳、血证、燥痰应慎用，且不宜与乌头同用。

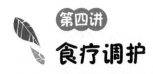

第四讲 食疗调护

一、柚子炖鸡——健脾化痰糖脂祛

食材准备：柚子1个（去皮留肉）、雄鸡1只（约500g）。

烹饪方法：鸡去毛及内脏洗净，共炖，饮汤食肉。

功效主治：柚子具有开胃下气、止咳化痰、生津止渴的功效。现代医学研究认为，柚子具有促进消化、降血糖及降胆固醇的作用，对预防孕妇贫血症状的发生和促进胎儿发育也有不错的效果。与温中益气、填精补髓的鸡肉合用，有健脾下气、化痰止咳喘之功效，适用于痰湿内盛者。

二、枳实饭——消积化痰痞气除

食材准备：枳实10g，白术30g，粳米150g。

烹饪方法：枳实、白术共煎 3 次，去药渣，将药液倒入粳米中煮饭，饭熟即成。

功效主治：枳实理气消积，化痰除痞，白术健脾化湿，粳米补中益气，三者共奏健脾运湿之功。因枳实有促进子宫收缩的作用，故怀孕后不宜再食用。

第五篇

活血化瘀助孕篇

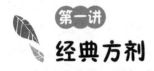

经典方剂

❧ 少腹逐瘀汤——少腹逐瘀调经育

1. 少腹逐瘀汤的组成和起源 少腹逐瘀汤出自清代王清任的《医林改错》，历经数代医家验用，被誉为"调经种子第一方"，为治瘀血阻滞少腹的要方，具有活血祛瘀、温经止痛的功效，主治少腹瘀血积块，疼痛或不痛，或痛而无积块，或少腹胀满，或经期腰酸、小腹胀，或月经一月见三五次，接连不断，断而又来，其色或紫或黑，或有血块，或崩或漏，兼少腹疼痛，或粉红兼白带者、或瘀血阻滞，久不受孕等病症。少腹逐瘀汤组成：小茴香（炒）1.5g、干姜（炒）0.6g、延胡索3g、没药（研）3g、当归9g、川芎3g、肉桂3g、赤芍6g、蒲黄9g、五灵脂（炒）6g。

2. 少腹逐瘀汤的巧妙搭配 少腹逐瘀汤主治病症为瘀血

结于下焦少腹。下焦包括肝肾在内，由肝肾等脏腑功能失调，寒凝气滞，疏泄不畅，血瘀不适，结于少腹，故症见少腹积块作痛，或月经不调等杂病。治宜逐瘀活血、温阳理气为法。故方用小茴香、肉桂、干姜味辛而性温热，入肝肾而归脾，理气活血，温通血脉；当归、赤芍入肝，行瘀活血；蒲黄、五灵脂、川芎、延胡索、没药入肝，活血理气，使气行则血活，气血活畅，故能止痛。共成温逐少腹瘀血之剂。

3. 哪些不孕症患者适合使用　凡属于血瘀型不孕症者均可用治，可通过月经周期情况与全身症状来辨别。婚久不孕，月经周期延后，经行不畅，色紫黑，有血块，或经行腹痛；平素小腹或少腹疼痛，或肛门坠胀不适；舌质紫黯，边有瘀点，脉弦涩。概因瘀血内停，冲任、胞宫阻滞，故婚久不孕，月经不调；瘀血阻滞，血行不畅，血瘀气滞，不通则痛，故经行腹痛。此类患者可服用少腹逐瘀汤活血化瘀、止血调经。若兼有癥瘕积聚，加夏枯草、炮山甲以散结消癥，或合用桂枝茯苓丸。

笔者曾治疗过一位患者，马某，女，27岁，幼儿教师，江苏省苏州市人。主诉：腹腔镜下子宫肌瘤剔除术后未避孕1年余未孕。病史：患者1年前发现子宫肌壁间肌瘤，遂于外院行腹腔镜下子宫肌瘤剔除术，术后未避孕1年未孕。平素月经尚规律，月经量多，色红，有血块，经行腹痛，经行3~5日，26~28日一行。刻下：月经周期第9天，少腹隐痛，肛门坠胀，舌质紫黯，苔薄白，脉弦涩。诊治：该病证属瘀血内阻、胞络不通，治疗予以活血化瘀、通络止痛，方以少腹逐瘀汤加减。用药调治3个月后，经行腹痛渐减至无，继续调治3个月后停药受孕。

4. 服用少腹逐瘀汤的注意事项 少腹逐瘀汤活血化瘀之力强，孕妇应忌用，使用前应确认妊娠与否。

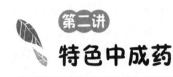

第二讲

特色中成药

一、宫瘤清胶囊——宫瘤癥清在逐瘀

主要成分：熟大黄、土鳖虫、水蛭、桃仁、蒲黄、黄芩、枳实、牡蛎、地黄、白芍、甘草等。

功效主治：活血逐瘀，消癥破积。本品为硬胶囊，内容物为棕褐色的颗粒和粉末；气微香，味微甜、微苦。用于瘀血内停所致的妇女癥瘕，症见小腹胀痛、经色紫暗有块、经行不爽；子宫肌瘤见上述证候者。

用法用量：口服，每次3粒，每日3次，或遵医嘱。

注意事项：经期停服。

二、丹莪妇康煎——活血疏肝消积聚

主要成分：紫丹参、莪术、竹叶柴胡、三七、赤芍、当归、三棱、香附、延胡索、甘草。辅料为蜂蜜（炼）、炼糖、山梨酸钾。

功效主治：活血化瘀，疏肝理气，调经止痛，软坚化积。本品为黑褐色稠厚的半流体；味甜、苦。用于妇女瘀血阻滞所致月经不调，痛经，经期不适、癥瘕积聚，以及盆腔子宫内膜异位症见上述症状者。

用法用量：每瓶装 150g。口服，每次 10 ~ 15g（2 ~ 3勺），每日 2 次，自月经前第 10 ~ 15 天开始，连服 10 ~ 15天为 1 个疗程，经期可不停药。单纯痛经、月经不调者，用量和服药时间可酌减；或遵医嘱。

注意事项：合并胃炎者，宜饭后服用；加适量蜂蜜调服可改善口感。

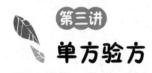

单方验方

一、丹参——调经祛瘀痛烦除

丹参，首见于《神农本草经》，其味苦，性微寒，归心、心包、肝经，功擅活血调经、祛瘀止痛、凉血消痈、除烦安神，可治疗月经不调、闭经痛经、产后瘀滞腹痛等症。《本草纲目》言其："活血，通心包络，治疝痛。"丹参是活血调经良药，可破宿血、补心血，《妇科明理论》有"一味丹参散，功同四物汤"之说，对血热瘀滞之证尤为相宜，并善通行血脉，祛瘀止痛，广泛用于各种瘀血病症。现代药理研究显示，丹参的活性成分主要包括脂溶性成分和水溶性成分，脂溶性成分如丹参酮 I、丹参酮 II、隐丹参酮等，水溶性成分如丹参素、丹参酸、原儿茶酸等，具有扩血管、改善缺血、促进微循环、降低血液黏度、抗血栓等作用，对中枢神经具有镇静和镇痛作用，此外，尚有抗炎、抗过敏的疗效。

关于"丹参"有一个传说

丹参是一种花开紫蓝色、根部呈紫红色的药草，民间又称它为"丹心""紫丹参""红根""血参根"。相传很久以前，有一群渔民住在

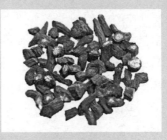

丹参

海边，靠出海捕鱼为生。有一个水性极佳的孩子名叫阿忠，村民喊其"东海小蛟龙"，自幼父亲出海遇难去世，一直与母亲俩人相依为命。阿忠的母亲生下阿忠后，因为家贫，调理不适，产后遗留了妇科病，经常崩漏下血，舍不得花钱去医治。日复一日，出血越来越严重，母亲渐现面色萎黄，皮包骨头，下体流血不止，阿忠甚是一筹莫展。这一日，听到村里的老者议论说，在东海东头尽头有一个无名小岛，岛上有一

种花开紫蓝色、根部呈紫红色的药草，可能能医治母亲的疾病，但此去小岛，路途遥远不说，水流湍急，暗礁林立，九死一生。

　　阿忠救母心切，毅然决定出海上岛采药，途中闯过了无数个危险，终于到达那个无名岛。阿忠在无名岛上四处寻找，终于在岛上深处发现了村里老者所说的花开紫蓝色、根部呈紫红色的药草，阿忠喜出望外，赶快挖出了好几捆根茎。阿忠凭借高超的水性，带了一大筐的药草，游回了村里，把药草煎了，给母亲送服。阿忠母亲坚持服用了一段时间后，崩漏下血的妇科病竟渐渐痊愈了。村人听说阿忠不畏千难万险，为母治病的事情，由衷钦佩阿忠的一片孝子之心，故将他带回的这种紫色根茎的药草命为"丹心"，后来人口传颂为"丹参"。

　　什么样的不孕症患者适合使用丹参呢？丹参为活血调经要药，凡有血瘀表现的不孕症患者可以酌加不同剂量的丹参以改善微循环，如患者有血栓体征、流产病史、舌质紫暗等表现。

用法用量：5～15g，水煎服。活血化瘀宜酒制。

注意事项：不宜与藜芦同用。孕妇慎用。部分患者可出现过敏反应。

二、三棱——破血行气消积聚

三棱，首见于《本草拾遗》，其味辛、苦，性平，归肝、脾经，功擅破血行气、消积止痛，可治疗各种瘀血积聚之症，现代常运用于子宫肌瘤、子宫腺肌瘤、子宫腺肌病等疾病的治疗中。《本草纲目》言：三棱"通肝经积血，女人月水，产后恶血。"《开宝本草》记载三棱："老癖癥瘕，积聚结块，产后恶血血结，通月水，堕胎，止痛利气。"现代药理研究显示，三棱的活性成分主要含有挥发油，油中主要成分为苯乙醇、对苯二酚、棕榈酸、去氢木香内酯等，具有抑制血小板聚集、降低血黏度、抗血栓形成、兴奋子宫等作用。

🌿 关于"三棱"有一个传说

相传，有一个长工，肚子里长了一个瘤子，时时会引发下腹疼痛，但因为家里贫穷，长工常年忍耐着腹痛，不去医治，瘤子一日日变大，撑

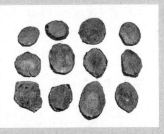

三棱

得长工肚大如鼓，此时虽也去请医问药，但已病入膏肓，诸医束手无策。长工卧在病榻上，奄奄一息，临

终前嘱托家里人将肚中瘤子取出后再入土安葬。长工去世后，家人按照长工生前遗愿，将长工肚中的巨大瘤子取出。日积月累，这个瘤子已经变得坚硬如石，表面五颜六色还有一层层纹理，家人见此状惊讶异常，便请工匠把它打磨成了一把刀柄。这一日，长工的儿子带着这把刀柄上山砍柴，砍到一株荆三棱的根部时，根皮汁液擦过刀柄，来回数次，刀柄竟然刮出了一条裂痕。长工儿子意识到荆三棱可能有消磨坚硬瘤石的作用，遂砍伐了很多带下山去，交去村里的医生查验。经过一段时间试验后，证实荆三棱确有化瘀消癥的良效，故传于世。

什么样的不孕症患者适合使用三棱呢？三棱为破血消癥的良药，活血之力远胜于丹参，对顽固性的血瘀证有效，因于腹部癥瘕结块（如子宫肌瘤、子宫腺肌病等）引起的不孕症，均可酌加此品，以增祛瘀活血之力。

用法用量：3～10g，水煎服。醋制后可增强祛瘀止痛作用。

注意事项：孕妇及月经过多者忌用。

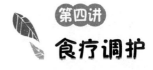

第四讲
食疗调护

🌿 丹参烤里脊——益气安神又化瘀

食材准备：丹参9g，猪里脊肉300g，胡萝卜5g，花椒、料酒、酱油、葱、生姜等调料适量。

烹饪方法：丹参水煎，花椒煮水，胡萝卜切片煮熟，猪里脊肉用酱油拌后油煎成金黄色，将丹参水、酱油、花椒水、葱、生姜及料酒等涂在里脊上，上炉烘烤，烤熟后与胡萝卜片煸炒即成。

功效主治：丹参活血祛瘀，凉血消痈，安神，猪肉甘咸性平，功善滋阴润燥益气，共奏活血祛瘀、益气安神的功效，本方化瘀不伤正，扶正不留邪，可用于血瘀型不孕症等多种瘀血病证的治疗。

先兆流产

第一篇

基础篇

什么是先兆流产

一、先兆流产有哪些症状

先兆流产指妊娠 28 周前，先出现少量的阴道流血，继而出现阵发性下腹痛或腰痛，盆腔检查宫口未开，胎膜完整，无妊娠物排出，子宫大小与孕周相符。如症状加重，可能发展为难免流产。妊娠于 28 周前终止者，称为流产。如在妊娠 12 周前自然终止者，称为早期流产；在妊娠 13 ~ 27 周自然终止者，称为晚期流产。

从不同地区、不同阶层及不同年龄的统计，自然流产的发生率为 15% ~ 40%，约 75% 发生在妊娠 16 周以前，发生于妊娠 12 周前者占 62%。流产从开始发展到终结经历一系列过程，根据其不同的阶段，可给予不同的诊断名称，分别为先兆流产、难免流产、不全流产、完全流产、过期流产。

二、妊娠三大症状的意义——出血、腹痛、腰酸

在胎盘完全形成之前，胚胎着床并不稳定，因此很多因素都可造成流产。当流产发生时，胚胎与子宫壁会发生不同程度的分离，分离面的血管一旦破裂，就会造成阴道出血症状。根据一项医学研究统计，超过50%的孕妇可以安然度过怀孕初期出血这一关，成功地继续妊娠；约30%的孕妇可能会发生流产；另外有近10%的孕妇可能是宫外孕或其他问题。有些孕妇担心，早期怀孕时有不正常阴道出血，保胎成功后宝宝会不健康。许多研究显示，有50%以上的流产是胚胎本身异常所导致的，这是一种自然淘汰，如果能够继续妊娠，胎儿一般都是正常的。孕早期出现阴道出血后，如果能继续怀孕成功而生产的，胎儿有先天性异常的比例并没有因此而有增加的现象。其实怀孕期间出血也是在临床上比较多见的一种情况，可以由很多原因导致。怀孕期间出血可以根据出血来源分为以下几种情况。

1. 母体方面情况引起的怀孕期间出血，主要由于子宫疾病引起或者由于孕激素缺乏引起。

2. 胚胎本身问题引起的怀孕期间出血，保胎就不是很乐观。

3. 受到外力刺激引起的怀孕期间出血。因为妊娠过程中，子宫和腹腔本身会处于充血的状态，会显得很脆。有时候即使只是很轻微的刺激或稍微运动，都会引起出血。

根据停经后出现腹痛及阴道出血，应进行以下鉴别。

1. **难免流产** 阴道出血量比先兆流产者多，下腹疼痛加

剧。子宫大小虽与妊娠周数相符，但子宫颈口逐渐扩张，胎膜膨出或已破裂。尿妊娠试验可呈阴性或阳性反应。

2. 不全流产 出血量比先兆流产明显增多，甚至可发生出血性休克，宫腔内组织有部分自阴道排出，子宫颈扩张或有组织堵塞，子宫较妊娠周数为小，尿妊娠试验多呈阴性反应。

3. 完全流产 有组织自阴道排出，并于组织排出后出血减少、腹痛减轻或消失。子宫颈口关闭，但较松，子宫大小正常或稍大，妊娠试验呈阴性反应。

4. 异位妊娠 详见下文。

5. 妊娠合并子宫颈糜烂或息肉出血 此种出血不伴有下腹疼痛，血色较鲜红；窥阴器扩张阴道时，见宫颈有糜烂或息肉，并于该处有活动性出血。子宫大小与停经月份相符。超声波检查，子宫壁与胎膜间不存在无回声区。

6. 功能失调性子宫出血 可见于无排卵型功能失调性子宫出血。部分患者有闭经史，但闭经后无妊娠反应，阴道出血量多于先兆流产。出血期一般无下腹疼痛史；子宫大小正常或稍大，尿妊娠试验阴性；超声波检查，无妊娠子宫的特点。患者基础体温呈单相型；若在阴道出血前 1~2 天做诊断性刮宫，内膜病理检查呈增生期变化或增生过长。

根据先兆流产者子宫增大的特征应进行以下鉴别。

1. 子宫肌瘤 当子宫肌瘤发生玻璃样变或囊样变时，子宫也增大，且质地不硬，但肌瘤好发年龄为 40~50 岁，无闭经史，常有月经过多或不规则阴道出血史，子宫肌瘤囊性变时虽其质较软，但肌壁仍有软硬不一致的感觉。妊娠试验阴性，B 型超声波声像图示子宫增大，肿物与子宫不可分，肿块轮廓多不规则，呈结节状。

2. **绒毛膜癌** 与先兆流产子宫增大的共同点：两者均为生育年龄妇女，有阴道出血及子宫增大。但绒毛膜癌的阴道出血发生于葡萄胎、足月产、流产或异位妊娠后，并有转移灶出现，如阴道转移灶破溃可出现阴道出血，肺转移时可出现咯血、胸痛、憋气等，脑转移时可出现头痛、呕吐、抽搐、偏瘫等。妇科检查示：子宫增大，柔软，形状不规则，亦可扪及双侧卵巢黄素化囊肿；阴道转移时可见紫蓝色结节，病理检查示滋养层细胞高度增生，但无绒毛结构。

三、先兆流产的结局有哪些

先兆流产的结局包括继续妊娠与流产。若向不良妊娠结局发展，先兆流产又可分为难免流产、不全流产、完全流产、稽留流产、流产合并感染。

先兆流产的主要临床表现为阴道流血少，宫口闭合，通常无腹痛，如果胚胎正常，继续妊娠多无问题，如阴道流血增加、腹痛加重，可发展为难免流产。

难免流产的主要临床表现为阴道流血，宫口已开，无妊娠物排出。

不全流产的主要临床表现为宫口已开，部分孕产物排出。

完全流产的主要临床表现为妊娠物完全排出，宫口闭合，无阴道流血及腹痛。

稽留流产的主要临床表现为胚胎或胎儿已经死于宫内，但未及时排出，如果超过 5 周仍未排出，可发生凝血功能障碍，空妊娠囊也可归为稽留流产。

流产合并感染的主要临床表现为下腹痛／压痛、带下恶臭、妇科检查宫颈举痛、发热及血常规示白细胞增高。

四、如何区别先兆流产与宫外孕

宫外孕即异位妊娠，起病即伴有剧烈的下腹部撕裂样疼痛，且常局限于一侧；阴道出血多为点滴状，色暗，常伴有与阴道出血量不成比例的失血性休克。子宫颈有举痛；后穹窿常饱满，亦有触痛。子宫大小正常或稍大，宫旁或子宫直肠窝有时可触及软性肿块，并有明显触痛。尿妊娠试验阳性或阴性。诊断性刮宫示：子宫内膜有蜕膜改变，但无绒毛。超声波检查：可见子宫增大，宫腔内出现弥散分布的杂乱光点反射，但无妊娠囊光环；子宫直肠陷窝部位有血块存积时，可出现不规则的囊性肿物，肿物内反射光点较一般囊肿稍多；宫底上方或子宫两侧，可见囊性肿块，肿块内可见光点反射，有时可见妊娠囊或其他胚胎反射；腹腔内有出血时，脐周或脐上可见肠管回声反射。腹腔镜检查：见腹腔中有陈旧性出血及输卵管肿块，有明确诊断意义，但此检查能引起感染，增加患者的痛苦，应严格掌握其适应证。

先兆流产的病因与诊断

一、先兆流产要监测哪些指标

先兆流产根据病史、临床表现即可诊断，有时需结合孕三项性激素（简称"孕三项"，包括检测血清 HCG、孕酮、雌二醇水平）、B 超等辅助检查才能明确诊断，并根据妇科检查或 B 超进行流产类型的分类，从而采取对应的治疗措施。

对早期妊娠特别是停经时间不久的先兆流产，主要目的是观察继续妊娠的可能性，对选择继续保胎或停止保胎的决定提供一定的医学意见。主要的监测方法是通过血 HCG 水平和 B 超的检测。

正常妊娠时，当 HCG 在 10000U/L 以下时，每 48 小时上升 53%～230%，早期妊娠时血 HCG 水平有倍增现象，可连续测定血 HCG 水平以了解胎儿情况。早孕期如每 48 小时，血 HCG 水平升高不到 65%，则可能提示妊娠预后不良。同时 B 超的连续监测也有重要意义，如仅见胎囊而迟迟不见胎儿或有胎儿而迟迟不见胎心出现，均提示可能预后不良。结合血清 HCG 水平与 B 超监测，当 HCG ≥ 1500～2000U/L，通常阴道 B 超即可发现正常的宫内妊娠。早期妊娠孕 4～5 周，血 HCG 波动于 1500～3000U/L，B 超表现为可见妊娠囊（2～5mm）；孕 5～6 周，血 HCG 5000U/L，B 超表现为可见卵黄囊；孕 6～7 周，血

HCG 15000U/L，B 超表现为可见胎心搏动，宫腔内胎儿头臀长（CRL）＞5mm。

二、孕酮低于多少需要补充

孕酮的作用包括促使卵泡期增生型子宫内膜向排卵后黄体期分泌型子宫内膜转化，使子宫内膜产生相应的变化，为胚胎在子宫内膜着床提供机会，并可抑制子宫平滑肌收缩，维持妊娠；此外，孕酮还参与机体免疫调节，促进母体对胚胎的耐受。因此，孕酮是支持足月妊娠的必要条件，一般认为，在孕10周前，孕酮主要来源于母体卵巢黄体，孕10周后，孕酮主要来源于胚胎胎盘，胎盘滋养细胞可大量合成孕酮。因此，在孕10周前，母体卵巢黄体功能健全程度直接影响到体内孕酮分泌水平及对妊娠的支持。

血清孕酮呈脉冲式分泌，因此孕酮水平在一日内波动较大，如不同的抽血时间、不同的实验室检测等均可影响血清孕酮水平。业界对妊娠期正常孕酮水平标准的认识并不一致，且没有统一的数值。一般认为，排卵后孕酮 ≥ 31.2nmol/L（10ng/ml），提示黄体功能健全；早期妊娠孕酮 ≥ 62.4nmol/L（20ng/ml），常暗示一个良好的妊娠结局；而孕酮 ＜ 15.6nmol/L（5ng/ml），常需要谨防异位妊娠的可能。

孕酮参考值
孕 7 周：52.7 ~ 100.1nmol/L
孕 8 周：64.6 ~ 113.8nmol/L

孕酮参考值
孕 9 ~ 12 周：78 ~ 159.2nmol/L
孕 13 ~ 16 周：98.3 ~ 185.7nmol/L
孕 17 ~ 20 周：153.8 ~ 241.2nmol/L
孕 21 ~ 24 周：234.6 ~ 457.4nmol/L
孕 25 ~ 34 周：403.4 ~ 626.2nmol/L
孕 35 周以后：483.6 ~ 776.8nmol/L

鉴于以上原因，对于孕酮的补充剂型和剂量缺少循证医学证据，在具体疗效方面尚存在差异。2016 年孕激素维持早期妊娠及防治流产的中国专家共识解读显示，孕酮应用的适应证包括：早期先兆流产（孕 12 周前）、晚期先兆流产（孕 13 ~ 28 周）、复发性流产再次妊娠、助孕周期。因此，我们认为当存在先兆流产症状时，需要进行孕酮补充，无先兆流产症状而伴低孕酮水平时，需要结合血 HCG 和 B 超综合考虑。

三、HCG 对先兆流产的暗示

1. 血 HCG 检查是目前最早、最准确测试是否怀孕的检查方式。血 HCG 检查一般是在性生活后 8 ~ 10 天，通过抽血检查 HCG 来明确是否怀孕。HCG 是由胎盘的滋养层细胞分泌的一种糖蛋白，由 α 和 β 两个亚单位构成。HCG 在受精后就进入母血并快速增殖，一直到孕期的第 8 周，然后缓慢降低浓度直到第 18 ~ 20 周，之后保持稳定。进行血 HCG 检查是通过血液检测 HCG 的定量测验，了解是否受孕的情况。

2. 血 HCG 更是早期诊断异位妊娠的重要方法。由于异位妊娠时患者体内 HCG 水平较宫内妊娠低，需采用灵敏度高的放射免疫法测定血 HCG，该实验可进行定量测定。

3. 血 HCG 和孕酮并不是一致的，孕酮是持续上升的，而 HCG 在妊娠早期血清里增长速度非常快，1.7 ~ 2 天即增长一倍，至妊娠 8 ~ 10 周，血清浓度达最高峰，一直持续到 12 周后迅速下降，然后保持一定的水平。

HCG 参考值
孕 3 ~ 4 周：9 ~ 130 U/L
孕 4 ~ 5 周：75 ~ 2600 U/L
孕 5 ~ 6 周：850 ~ 208003 U/L
孕 6 ~ 7 周：4000 ~ 100200 U/L
孕 7 ~ 12 周：11500 ~ 289000 U/L
孕 12 ~ 16 周：18300 ~ 137000 U/L
孕 16 ~ 29 周：1400 ~ 53000 U/L
孕 29 ~ 41 周：< 940 ~ 60000 U/L

4. HCG 检查对早期妊娠诊断有重要意义，对于妊娠相关疾病、滋养细胞肿瘤等疾病的诊断、鉴别和病程观察有一定价值。

（1）诊断早期妊娠：孕后 35 ~ 50 天 HCG 可升至大于 2500 U/L；60 ~ 70 天可达 80000U/L，多胎妊娠者尿 HCG 常高于一胎妊娠。

（2）异常妊娠与胎盘功能的判断

异位妊娠：如宫外孕时，HCG 检查只有 60% 的阳性率，仕子宫出血 3 天后，HCG 仍可为阳性，故 HCG 检查可作为异位妊娠与其他急腹症的鉴别。HCG 常为 312 ~ 625U/L。

流产诊断与治疗：不完全流产，如子宫内尚有胎盘组织残存，HCG 检查仍可呈阳性；完全流产或死胎时 HCG 由阳性转阴性，因此，可作为保胎或吸宫治疗的参考依据。

先兆流产：如尿中 HCG 仍维持高水平，多不会发生难免流产。如 HCG 在 2500 U/L 以下，并逐渐下降，则有流产或死胎的可能，当降至 600U/L 则难免流产。在保胎治疗中，如 HCG 仍继续下降，说明保胎无效；如 HCG 不断上升，说明保胎成功。

在产后 4 天或人工流产术后 13 天，血清 HCG 应低于 1000U/L，产后 9 天或人工流产术后 25 天，血清 HCG 应恢复正常。如不符合这一情况，则应考虑有异常可能。

四、妊娠期还要监测哪些激素

1. 妊娠期早期应监测雌二醇（E_2）水平，正常妊娠 E_2 轻度升高，胎盘娩出后急剧下降。异常妊娠、双胎或多胎妊娠以及糖尿病孕妇，E_2 大都升高；妊娠高血压综合征重症患者 E_2 较低，若 E_2 特别低，则提示胎儿宫内死亡的可能性，宜结合其他检查予以确定，以便及时处理；无脑儿 E_2 降低；葡萄胎时，E_2 低落，尿中 E_2 含量仅为正常妊娠者的 1% ~ 12%。

2. 雌三醇（E_3）是 E_2 的代谢产物，测定孕妇血清 E_3，是判断胎盘功能、预测胎儿状态及监护胎儿安全较可信的方法。由于 E_3 对非妊娠女性的作用比雌二醇弱很多，因此，血清 E_3 的测定一般只用于孕妇。

（1）血清 E_3 的含量随着妊娠期进展而不断增加，直到分娩前才稍降。当血清 E_3 下降并同时伴有 E_2 升高时，提示胎盘功能不良，常预示早产。

（2）连续监测孕妇血清 E_3，可用于高危妊娠的监护。如果 E_3 含量持续下降，提示胎盘功能严重不良，常出现宫内胎儿生长迟缓、先兆子痫、胎儿先天畸形、葡萄胎、宫内死胎等。

（3）孕妇血清 E_3 升高，可见于多胎妊娠、糖尿病合并妊娠及胎儿先天性肾上腺皮质功能亢进症等。

E_3 参考值
妊娠前期：0~300 ng/L
妊娠中期：1000~8000 ng/L
妊娠后期：5000~27000 ng/L

五、早孕期间多久做一次超声母婴最安全

超声波是一种非电离辐射，是一种物理因素，是一种能量，那么也就存在一个安全剂量的问题。目前临床上的超声波有诊断超声与治疗超声之分，后者的功率是前者的 100~1000 倍。B 超对人体或胎儿有害还是无害，关键在于超声的剂量，也叫阈值安全剂量，就是说，当产科使用的 B 超剂量小于这

个值时，它是无害的，反之，大于这个值时，则可能会产生有害的效应或损伤。就剂量而言，治疗超声对人体是有一定损伤或影响的，而诊断 B 超，在正规的医院，在经过严格专业训练的医生或技师操作下，超声仪器的功率又小于 $10mW/cm^2$，则不至于对人体或胎儿造成损害。

妊娠 3 个月内如果临床诊断需要，应行 B 超监测胚胎发育，否则延误诊断，对有问题的胎儿未能及时采取措施，后果将不堪设想。通过 B 超早期诊断、早期处理，监测胎儿的发育、羊水的多少、胎盘正常与否，对降低围生期新生儿病死率及优生优育有积极的意义。

六、先兆流产可以预测或避免吗

先兆流产的治疗除卧床休息、严禁性生活外，应为患者营造一个有利于心情稳定、解除紧张气氛的环境，对曾经有流产史者，应给予更多的精神支持。如孕妇孕激素水平低，可用孕激素支持治疗；若阴道流血停止、腹痛消失、B 超证实胚胎存活，可继续妊娠；若临床症状加重，B 超发现胚胎发育不良，血 HCG 持续不升或下降，表明流产不可避免，应终止妊娠。孕早期应注意休息、避免过度劳累，孕期的前 3 个月应避免同房，尽量避免接触有毒有害物理、化学物质，以期避免先兆流产的发生。

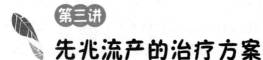

第三讲
先兆流产的治疗方案

一、孕酮应如何补充与监测

孕期补充孕酮的方法如下。

1. 食疗　多食一些含有果胶及丰富的膳食纤维的食物，如桃子、柚子、山楂、草莓等。但食物中含孕酮总体很低，还要联合药物补充。

2. 药物　孕酮的剂量和剂型需要在医生的指导下观察患者补充后胚胎发育情况即时调整。

（1）肌内注射：黄体酮注射液 10～40mg，每日 1 次。

（2）口服：地屈孕酮（达芙通）10～40mg，每日 2 次或 3 次；微粉化黄体酮（安琪坦）100～300mg，每日 2 次或 3 次；黄体酮胶囊（益玛欣）100～300mg，每日 2 次或 3 次；雌二醇地屈孕酮片（芬吗通）1～2 片，每日 2 次或 3 次；黄体酮胶丸（琪宁）10～40mg，每日 2 次或 3 次。

（3）阴道外用：黄体酮阴道缓释凝胶（雪诺同）90mg，每日 1 次；微粉化黄体酮 100～300mg，每日 2 次或 3 次；雌二醇地屈孕酮片（芬吗通）1～2 片，每日 2 次或 3 次。

一般而言，早孕期每隔 3 天早晨空腹复查血清孕酮、HCG 水平，若联合 B 超监测，则可每周复查 1 次孕酮、HCG 水平，直到补充孕酮达到正常妊娠周期水平。值得注意的是，建议开始使用孕酮补充后需要连续使用，直到孕 10 周左右胚胎成形后开始逐渐递减药量，切不可突然停止服用，以免孕酮撤退后出现子宫内膜剥脱后流血。此外，除黄体酮注射剂注射后可迅速升高血清孕酮水平外，其他孕酮制剂，尤其是口服或阴道用药孕酮水平的升高不能直接在血液中反应，即接受孕酮口服或阴道用药者血清孕酮水平升高不显著，需要结合 HCG、B 超及临床症状总体评价孕酮补充情况。总之，孕酮的补充需要在检测血清 HCG 的同时加测孕酮指标与 B 超监测胚胎发育情况，根据上述综合情况调整外源性孕酮的补充剂量。

二、HCG 需要补充吗

HCG 是由胎盘的滋养层细胞分泌的一种糖蛋白，它是由 α 和 β 二聚体的糖蛋白组成的。HCG 具有维持黄体寿命作用，使月经黄体增大成为妊娠黄体，促进雄激素芳香化转化为雌激素，同时刺激孕酮形成，刺激甲状腺活性，还能促进第二性征发育，以及对免疫保护，使胚胎滋养层细胞免受母体淋巴细胞攻击。

早期妊娠期间，一般不会常规注射 HCG 制剂，若 HCG 翻倍不良，或 B 超监测未见胚芽组织的情况下，可予以 HCG 2000U 隔日注射，支持妊娠维持。对于胚胎着床位置不明确，宫外孕不能排除的情况，注射 HCG 会使原有的宫外孕风险升高，需要在医生指导下使用。此外，对于促排卵周期、黄体功能不全、前次有先兆流产或自然流产病史等个体，在排卵后可给予 HCG 2000U 隔日注射，增加胚胎着床概率及提高黄体功能，需要注意的是，HCG 剂量过大反而会引起黄体溶解，不利于维持妊娠。

三、雌二醇需要补充吗

· 雌二醇（E_2）的值在不同的时期是不同的。在正常妊娠情况下，雌二醇轻度升高，胎盘娩出后急剧下降。

妊娠前期：0～300ng/L。

妊娠中期：1000～8000ng/L。

妊娠后期：5000～27000ng/L。

E_2 显著升高见于异常妊娠双胎或多胎妊娠，以及糖尿病孕妇，若 E_2 特别低，则提示胎儿宫内死亡的可能性，宜结合其他检查予以确定。若妊娠后无先兆流产症状，B 超监测显示胚胎发育良好，可基本忽略 E_2 水平，除非 E_2 水平较前次检测突然大幅度下降；若 B 超显示胚胎发育缓慢，结合 E_2 水平升高缓慢或显著下降，需要补充外源性 E_2。但是，在 B 超监测出胚胎胎心前，我们建议前次胚胎停止发育历史或清宫或药流等病史的患者常规补充戊酸雌二醇 1mg/ 次，每日 3 次，直至 B 超监测到胎心后，再逐渐减少雌二醇用量。

先兆流产的预防与调护

一、流产后的饮食与作息

1. 人工流产应注意的事项

（1）适当休息与补充营养：按国家生育保障的相关政策，人工流术后可享受2周休假，一般建议至少卧床调养2～3天，不超过1周，此后适当下床活动，逐渐增加活动量，但不建议进行重体力劳动或剧烈运动。要适当补充营养，尤其是蛋白质、铁、维生素 B_{12}、维生素 C、水分、矿物质、纤维素等，可多进食鱼、肉、蛋、豆制品、新鲜蔬菜等，适当限制脂肪。不吃或少吃油腻、生冷、寒凉性食物，以及辣椒、姜、胡椒等刺激性食物。

（2）注意阴道流血情况：人工流产后1周内血性恶露（即阴道内红色或淡红色分泌物）由多渐少，不伴有明显气味、下腹痛、发热等人流术后感染症状。阴道流血持续2周不能缓解，或同时出现感染症状，应即时去医院就诊，进行抗感染治疗。常规人工流产术后，建议服用1周生化汤，促进血性恶露排出，后续以八珍汤益气养血，促进机体正气恢复。

（3）注意卫生、心理及避孕：禁止夫妻房事及盆浴1个月，勤换卫生护垫，注意个人卫生。人工流产术后女性心理起伏较大，常会有焦虑或自怨或急躁或敏感，期待更多关怀，需要家人多给予开导和陪伴。此外，建议人工流产术后3～6个月再备孕，使子宫内膜及机体有足够的时间恢复到术前，故应做好避孕工作。

2. 流产后饮食补养的注意要点

（1）要摄取充足的优质蛋白质、维生素和铁，尤其是铁，可以预防贫血的发生。可食用鲜鱼、鸡肉、鸡蛋、动物肝脏、动物血、瘦肉、大豆制品、乳类制品、大枣、莲子、蔬菜及新鲜水果等。膳食的热量应高一点，特别要供应生理价值较高的蛋白质、多种维生素和无机盐类，尤其要补充铁质及充足的水分。应当多食营养丰富、易于消化吸收的食物。主食应先吃流食、半流食，如牛奶、米粥、面条，而后增加米饭、馒头、包子等。由于身体较虚弱，常易出汗，补充水分宜少量多次，汗液中排出水溶性维生素较多，尤其维生素 C、维生素 B_1、维生素 B_2，因此，应多吃新鲜蔬菜、水果。这也有利于防止便秘。

（2）要注意食物的禁忌，适当限制脂肪的摄入。不吃或少吃油腻、生冷、寒凉性食物，辣椒、姜、醋、胡椒等刺激性食物可使性器官充血，增加经血流失，不吃为好；橘子、苦瓜、萝卜、山楂、蚌、螃蟹、田螺等食物有理气、活血功效，应禁食或慎食。行经紊乱者，忌食刺激性食物，如辣椒、酒、醋、胡椒、姜等，这类食物均能刺激性器官充血，使月经量增加。也要忌食螃蟹、田螺、河蚌等寒性食物。

（3）烹调方式以清蒸为佳，使食品清香鲜嫩可口，利于消化。流产后的最初几天里，应多喝些汤、粥，多饮水，如可以炖母鸡汤、排骨汤、三鲜汤饮用。应禁忌辛辣等刺激性强的食物。流产后的前1周，每日可加餐1次或2次；1周后可恢复为一日三餐。

二、反复流产备孕前的选择检查

1. 早期妊娠流产，多为精子或卵子异常，受精卵异常，或染色体异常所致，因此，可做精子检查，因为卵子在体内检查困难，但多数上述异常难以检查出。

2. 要检查孕妇有无异常，如有无感染、有无内分泌异常（甲状腺功能亢进或甲状腺功能低下，糖尿病等）、有无免疫方面异常（母体内是否存在特殊的抗体）。

3. 孕妇有无营养缺乏，如叶酸缺乏，母体有无过度吸烟或饮酒。

4. 孕妇所处的环境，是否接触铅、汞等有毒物质，是否接触X线等放射物质。

5. 检查孕妇生殖器官是否有畸形，宫颈内口松弛与否等。

6. 有无母儿血型不合的问题，查夫妇双方ABO、Rh血型及抗Rh有关抗体等，以上检查目的在于找出流产的原因，并予以纠正、治疗，如有宫颈内口松弛，通过缝合宫颈内口就有成功妊娠的可能。

三、如何降低下次流产的概率

1. 筛查流产病因，采取针对性治疗　有2次及2次以上自然流产或胚停病史的女性，应进行全面的病因筛查。一般来说，早期流产多与胚胎染色体异常相关，建议发育停止的胚胎清宫后行绒毛染色体分析，明确流产的病因。流产 3 个月后，进行生殖免疫抗体（如封闭抗体、抗磷脂抗体、抗精子抗体、抗透明带抗体、抗子宫内膜抗体等）及优生四项检查（刚地弓形虫、风疹病毒、巨细胞病毒、单纯疱疹病毒）的筛查。患有多囊卵巢综合征、高雄激素血症、甲状腺功能亢进 / 减退等基础疾病的女性生育力下降，妊娠后流产风险增高，故在未孕前需要积极进行原发疾病的治疗，促进生育功能的恢复，孕后给予额外的黄体功能支持。此外，对于中、晚期流产的女性，应筛查宫颈功能，谨防宫颈功能不全引起的中、晚期流产。

2. 孕前积极治疗，孕后产检安胎　对于明确诱发不孕症或流产的疾病，在孕前需要积极治疗，尽量消除或减少不利的影响因素。妊娠后密切随诊，定期进行产检，严格检测血清孕激素、雌激素、HCG 的动态变化，定期行 B 超监测宫内胎儿发育情况。若出现先兆流产症状，应立即就医，由于孕 10 周前支持胎儿、胎盘发育所需的孕酮水平依靠母体提供，故对有流产病史的女性应进行足够的黄体功能支持，直至胎盘功能发育完备，至孕 10 周后可自行生产孕酮促进胎儿生长。如果是宫颈功能不全而引起了妊娠晚期习惯性流产，在妊娠 16 ~ 22 周，可采取子宫内口缝扎手术，这样可以维持妊娠至后期甚至是足月。如果女性在没有怀孕之前有过习惯性流产的情况，那么在妊娠前 3 个月和后 3 个月，要禁房事，否则就会有习惯性流产再次发生的可能。

3. 健康饮食，调整心态，积极健身　要经常多吃一些富含各种维生素和微量元素、易于消化的食物，如蔬菜、水果、豆类、蛋类和肉类等。生活中要保持心情愉快，在孕期要尽量避免各种不良的刺激，消除紧张、烦闷、恐惧的心理。适当增加运动量，参加健身活动，保持机体良好代谢状态，避免肥胖、超重（可引起多囊卵巢综合征、代谢综合征等易诱发流产的基础疾病）。

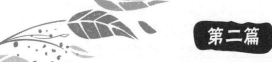

第二篇

固肾安胎篇

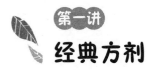

第一讲

经典方剂

🌿 寿胎丸——补肾养血胎可固

1. 寿胎丸的组成和起源 寿胎丸出自清末张锡纯的《医学衷中参西录》，为安胎的名方，具有补肾安胎的功效，主治肾虚先兆流产等病症。寿胎丸组成：菟丝子（炒炖）10g、桑寄生 10g、续断 10g、阿胶 10g。上药将前三味轧细，水化阿胶和为丸，每丸重 0.3g。每服 20 丸，开水送下，日服 2 次。《医学衷中参西录》记载寿胎丸主治："妊娠期腰酸腿软，小腹下坠，头晕耳鸣，或阴道流血，势欲小产者。"

2. 寿胎丸的巧妙搭配 寿胎丸的功用是补肾安胎，善治肾虚滑胎，及妊娠下血，胎动不安，胎萎不长者。方中用菟丝子补肾益精，安胎；桑寄生补肝肾，强筋骨，养血安胎，《药性论》中说："能令胎牢固，主怀妊漏血不止"；川续断补益肝肾，止漏安胎，有补而不滞的优点；阿胶补血止血，养阴润燥，《神农本草经》中说："主心腹内崩，劳极洒洒如疟状，腰腹痛，四肢酸痛，女子下血，安胎。"四药合用，药简而效宏，共奏补肾安胎之功。气虚者，加人参；大气陷者，加生黄芪；食少者，加白术以健脾；下腹觉凉者，加补骨脂温阳；下腹觉热者，加生地黄以滋阴；阴道出血者，加椿白皮以止血。

3. 哪些先兆流产患者适合使用 凡属于肾虚型先兆流产者均可用治，可通过阴道出血情况与全身症状来辨别。妊娠期间见阴道少量流血，色淡黯，腰酸腹坠痛，或曾屡孕屡堕，头晕耳鸣，小便频数，夜尿多甚至失禁，舌质淡，苔白，脉沉滑尺弱。肾为冲任之本，胞系于肾，肾虚而冲任失固，系胞无力，故孕后出现阴道少量流血，色淡黯，腰酸腹坠痛；腰为肾之府，肾虚外府失荣，故腰酸；肾气素虚，冲任不固，难于系胎，故屡孕屡堕；肾虚髓海不充，脑失所养，故头晕耳鸣；肾虚膀胱失约，故小便频数，夜尿多，甚或失禁。

笔者曾治疗过一位患者，万某，女，27 岁，职员，江苏省溧阳市人。主诉：停经 57 天，腹痛伴腰酸 3 日。病史：患者末次月经 2014 年 1 月 2 日，停经 36 日于我院查血 HCG（＋），诊断为早孕，B 超示宫内妊娠。3 日前出现腹痛、腰酸，无阴道流血，无肛门坠胀，复查 B 超示宫内妊娠，见胚胎及胎心搏动。刻下：早孕 57 天，腹痛时作，腰酸，无阴道流血，无肛门坠胀，恶心、呕吐不剧，纳可，寐安，二便调，舌淡红，苔薄白，脉沉细。诊疗：该病证属肾虚不足、胎元不固，治疗予以固肾安胎，方以寿胎丸加减，服药后 1 周，腹痛、腰酸渐减，继续监测产科 B 超。

4. 服用寿胎丸的注意事项　寿胎丸由补肾养血药物组成，功专益肾安胎，若见肾虚而有偏颇者，需要随症加减，如兼有气虚见气短乏力甚者，加黄芪补气升阳；兼有血虚见面色萎黄者，加熟地黄、山茱萸大补精血；兼有寒气见小腹冷痛者，加艾叶暖宫安胎；兼有火热见失眠、口干者，加黄芩清热安胎；偏于肾阴虚见五心烦热者，加女贞子、墨旱莲；偏肾阳虚见畏寒肢冷者，加补骨脂、狗脊。

特色中成药

🌿 固肾安胎丸——固冲安胎肾阴补

主要成分：制何首乌、地黄、肉苁蓉（制）、续断、桑寄生、钩藤、菟丝子、白术（炒）、黄芩、白芍。

功能主治：滋阴补肾，固冲安胎。本品为深褐色的小蜜丸；味甘、微苦。用于早期先兆流产属中医肾阴虚证，症见：腰酸胀痛、小腹坠痛、阴道流血，可伴有头晕耳鸣，口干咽燥，神疲乏力，手足心热。

用法用量：每袋装6g。口服，每次1袋，每日3次；连续服用14天为1个疗程。

注意事项：若服药后症状无缓解，请到医院就诊。服药期间，注意监测肝功能。

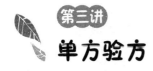

第三讲

单方验方

一、桑寄生——补肾强筋胎牢固

桑寄生，首见于《神农本草经》，其味苦、甘，性平，归肝、肾经，功擅祛风湿、补肝肾、强筋骨、安胎，常用治风湿痹证、月经过多、先兆流产、功能失调性子宫出血等，此外，本品尚有降血压作用，用于高血压病。《药性论》言桑寄生："能令胎牢固，主怀妊漏血不止。"《本草再新》又言其："补气温中，治阴虚，壮阳道，利骨节，通经水，补血和血，安胎定痛。"桑寄生虽归属于祛风湿药物，其味苦能燥，味甘能补，祛风湿又长于补肝肾、强筋骨，对风湿痹证日久不愈，伤及肝肾，腰膝酸软、筋骨无力者尤宜。且本品能补肝肾，养血而固冲任，安胎，与阿胶、续断、菟丝子等相配，共组成补肾安胎方药。现代药理研究显示，桑寄生的活性成分主要为黄酮类化合物（槲皮素、槲皮苷、萹蓄苷及少量的右旋儿茶酚等），具有降血压、扩血管、利尿、抑菌等作用。

关于"桑寄生"有一个传说

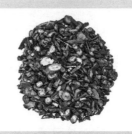

槲寄生

有一个财主家的少爷得了风湿病，全身关节疼痛，并且慢慢出现关节变形，严重影响生活起居。财主听闻远在二十里路开外的南山有个药农，擅医各种疾病。财主就遣了家里的小长工每隔2日去南山药农处取药医治少爷的病。可是，连连换用了好几种药物都没有任何起色。

恰逢今年冬日，雪下得极大，铺了厚厚的一层，行走就更加困难了。身着单薄的小长工得在一尺多深的雪地上来回走四十里路，还没有出村口，就冻得他浑身打战。正愁不知如何是好，小长工看见村外头有一棵老桑树，桑树根空洞里有一些小的枝条，外观看着很像那些拿给少爷的药。小长工转念一想，少爷吃了这么久的草药也没见好转，这天寒地冻的，每隔2日就要去取药，准会冻坏的，不如就拿这些枝条去充个数。

于是，小长工每隔2日撅一把桑树上的细枝条回来，自己切成细片，在自己家里暖暖和和地待个半晌，估摸着时辰差不多了，才带着桑枝条片回到财主家，谎称是取来的药。漫长的冬日过去了，待到来年春天，少爷的风湿病竟然好了，可下床行走了，财主很是高兴，打赏了小长工。药农听说了财主家少爷的病治好后心生疑惑，整个冬日都未见财主家来取药，这少爷的病怎么说好就好了呢。于是，药农赶了二十里路来到财主家想问个究竟。迎头正好撞到了小长工。小长工恐药农把他以假乱真的事情捅破，急忙拉过药农，求药农别去找财主。药农只想弄清财主少爷病情的事情，就问小长工这个冬日发生了什么。小长工就一五一十地把事情的经过告诉了药农，并带药农来到了这棵老桑树下，采摘叶子像槐树的枝条带回去。之后，药农把枝条晒干制作成药物，给几位风湿病患者煎服后，果然效果显著。人们因为这种树枝寄生在桑枝上，故名"桑寄生"。

什么样的先兆流产患者适合使用桑寄生呢？具有肾虚症状的先兆流产患者，且腰酸显著者尤宜，桑寄生善补肝肾而强筋骨，对腰膝酸软治疗效果尤佳。

用法用量：9～15g，水煎服。

注意事项：无明显不良反应。

二、续断——安胎止血筋骨续

续断，首见于《神农本草经》，其味苦、辛，性微温，归肝、肾经，功擅补益肝肾、强筋健骨、止血安胎、疗伤续折，又称"接骨草"，常用治肾阳不足、下元虚冷之症，如寒湿痹痛、阳痿不举、胎动不安等。此外，本品尚有活血祛瘀止痛之效，常配合清热解毒之品，用治痈肿疮疡、血瘀肿痛、跌打损伤、筋伤骨折。《日华子本草》言其："助气，调血脉，补五劳七伤，破癥结瘀血，消肿毒，肠风，痔瘘，乳痈，瘰疬，扑损，妇人产前后一切病，面黄虚肿，缩小便，止泄精，尿血，胎漏，子宫冷。"《滇南本草》亦言续断："补肝，强筋骨，走经络，止经中（筋骨）酸痛，安胎，治妇人白带，生新血，破瘀血，落死胎，止咳嗽咳血，治赤白便浊。"续断属补虚药物，善补益肝肾，调理冲任，有固本安胎之功，常用于肝肾不足所致的阴道不规则出血、先兆流产等，可配伍止血活血、温经养血药物以增强止血之效，或配伍桑寄生、菟丝子等补肾安胎之品稳固胎元。现代药理研究显示，续断的活性成分主要为三萜皂苷类和挥发油，具有抗氧化、抗炎、镇痛、止血、促进组织再生等作用。

🍃 关于"续断"有一个传说

很久以前有一种药丸叫"还魂丹"，是一位江湖郎中的家传验方。有一日，郎中走村串户来到一个山村，碰见一户人家举家哀号，原来是他们家的小儿子得了重病，治疗了好久，花费了好些银

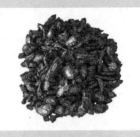

续断

钱，都没能治好，就这样病死了。郎中摸了摸患者脉，觉得还有治疗的希望，就命家人撬开患者的牙关，取出两粒"还魂丹"化水喂下，再配了几服汤药灌下，过了几个时辰，患者竟醒来了。郎中能够起死回生之事迅速传遍乡里，大家争相传颂这个郎中的高超医术，外加郎中免费给乡人看诊施药，所到之处深受拥戴。

这个村的草药来源本都由一个村霸控制，村霸常常借此哄抬药价，大肆敛财，村民叫苦不迭。好在郎中来了村里，乡亲们闻知这件事，纷纷请郎中到自己家，热情款待，问病求药。村霸知道了这件事情，把郎中请到自己家中，设宴款待郎中，席间要挟郎中将还魂丹的药方给他，并与他合作，发笔横财。郎中说还魂丹是他的家传秘方，祖训说是不能外传的，委婉地拒绝了村霸的要求。村霸一看郎中敬酒不吃吃罚酒，一怒之下命令手下将郎中的腿打断，看郎中以后

如何还能行医。郎中下肢被打得血肉模糊，昏死过去，被村霸的手下扔到了山沟里。郎中醒来，发现两腿被打断，疼痛难忍，喊天天不应，叫地地不灵，过了一会儿又昏死过去。

不知过了多久，一个上山砍柴的青年发现了郎中，郎中用虚弱的声音和手势，让青年背他到山坡上，指着那些长着羽毛样叶子、开紫花的野草，让青年采挖了许多带回去煎药给他喝下。青年感念郎中之前在村中义诊的善举，对郎中悉心照料了两个月后，郎中的腿伤就好了。郎中怕自己的事情连累青年，整装准备离开这里，并将这种治腿伤的草药传授给乡亲。因为这种药草具有续接断骨的作用，故起名"续断"。

什么样的先兆流产患者适合使用续断呢？具有肾虚症状的先兆流产患者，且续断不同于其他温肾助阳之品，具有祛瘀止痛、化瘀止血的功效，对先兆流产阴道有不规则出血者，可以补肾止血。

用法用量：9～15g，水煎服；或入丸、散。外用适量研末敷。崩漏下血宜炒用。增强补肾作用常宜盐水炙。

注意事项：风湿热痹者忌服。

三、杜仲——补肾安胎强筋骨

杜仲，首见于《神农本草经》，其味甘，性温，归肝、肾经，功擅补肝肾、强筋骨、安胎，常用治肾虚腰痛、先兆流产、习惯性堕胎。《神农本草经》言其："主腰脊痛、补中益精气、坚筋骨、强志……"《本草求真》记载："杜仲，入肝而补肾，子能令母实也，且性辛温，能除阴痒，去囊湿，痿痹瘫软必需，脚气疼痛必用，胎滑梦遗切要。若使遗精有痛，用此益见精脱不已，以其气味辛温，能助肝肾旺气也。胎因气虚而血不固，用此益见血脱不止，以其气不上升，反引下降也。"杜仲隶属补虚药物，善补肾阳，常用本品补肝肾、固冲任以安胎，单用有效，亦可常与桑寄生、续断、阿胶、菟丝子等同用，如《圣济总录》杜仲丸，单用本品为末，枣肉为丸，治先兆流产，《简便单方》以之与续断、山药同用，治疗习惯性流产等。现代药理研究显示，杜仲的活性成分主要为杜仲胶、杜仲苷、松脂醇二葡萄糖苷等，具有抗氧化、免疫抑制、降低血压、抑制子宫收缩等作用。

关于"杜仲"有一个传说

有一个洞庭湖货运船上拉纤的青年纤夫叫杜仲，他曾历尽千辛万苦，走过潺潺溪流，走过荆棘丛生的陡坡，寻找到了一种树皮，能够治疗纤夫成年累月低头弯腰拉纤以致积劳而成的腰膝痛。话说，这位叫杜仲的青年纤夫，心地善良，行走跋涉，离家一个多月，准备的口粮都吃光了，才遇到一位

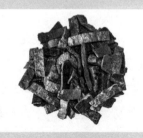

杜仲

采药老翁，在这位采药老翁的指点下，沿山间险道艰辛地攀登上一座高山山顶，却没有看到那种治病的树种。此时，杜仲早已精疲力竭，一不留心，踩到身边的石头，一个倒栽翻滚在山间，万幸身子悬挂在一根大树枝上。

过了一会儿，他清醒过来，发现身边正是他要的那种树皮，心中大喜，于是拼命地采集，但还是因为体力不支，昏倒后不幸跌入了山崖，被滚滚山水冲入缥缈的八百里洞庭。洞庭湖纤夫听闻了这个噩耗，没日没夜地在洞庭湖边寻找杜仲的尸身。终于在一淤泥处发现了早已腐败的尸体，腰间还绑着从山腰间采摘来的树皮。人们为感念杜仲舍生取义的奉献精神，将此树皮名为"杜仲"，煎药服用后可治疗腰痛之症。

什么样的先兆流产患者适合使用杜仲呢？适合使用杜仲的先兆流产患者大多具有肾虚症状，如停经后腰酸如折、夜尿频

多、耳鸣乏力。

用法用量：10～15g，水煎服。

注意事项：炒用破坏其胶质，更利于有效成分煎出，故比生用效果好。本品为温补之品，阴虚火旺者慎用。

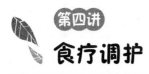
食疗调护

一、山药糯米粥——滋肾填精补中土

食材准备：山药 150g、糯米 100g、腐乳 2 块。

烹饪方法：将山药去皮，洗净，切成小块；糯米淘洗干净，备用。锅内加水适量，放入糯米煮粥，五成熟时加入山药块，再煮至粥熟即成。食时佐以腐乳块。每日 2 次，长期食用。

功效主治：山药又名薯蓣、土薯、山薯蓣，富含胆碱和卵磷脂，具有滋养强壮、助消化、敛虚汗、止泻之功效。《日华子本草》曰：山药"助五脏、活筋骨、长志安神、主治泄精健忘"。《本草纲目》记载山药："益肾气、健脾胃、止泻痢、化痰涎、润毛皮"，粳米可补中益气。故本粥具有滋肾益精、健脾和胃之功效，可用治肾精不足、脾不健运之先兆流产、胃纳不佳者。

二、鸡肝菟丝子汤/菟丝子粳米粥——养肝安胎肾精固

食材准备：雄鸡肝 2 具、菟丝子 15g。

烹饪方法：将鸡肝洗净，每具切成四块；菟丝子略洗，装入纱布袋内，扎紧袋口。一并放在砂锅内，加入清水，先用武火煮沸，再用文火煮熬 30～40 分钟，捞去药袋。每日 1 剂，喝汤。

若不食鸡肝者，可直接烹煮菟丝子粳米粥，将粳米淘洗干净，用冷水浸泡 30 分钟，捞出，沥干水分。将菟丝子洗净研碎。取锅放入冷水、菟丝子，煮沸后约 15 分钟，滤去药渣，加入粳米，用旺火煮开后改小火，继续煮至粥成，然后加入白糖调味，即可盛起食用。

功效主治：菟丝子富含树脂糖苷、胆甾醇、芸苔甾醇、谷甾醇、豆甾醇及三萜酸类、糖类。性温，味甘。归肝、肾、脾经。功能滋补肝肾、固精缩尿，安胎，明目，止泻。用于腰膝酸软、肾虚型先兆流产等，有"续绝伤、补不足、益健人"之功。《名医别录》谓其有"养肌强阴、坚筋骨"的作用。菟丝子常入食材，可做炒菟丝子、菟丝子饼、盐菟丝子、酒菟丝子、酒菟丝子饼、菟丝子汤等。故本汤具有补肝养血、益肾固精的功效，用治肝血亏虚、肾精不固之先兆流产等。

三、杞子鱼胶汤——肝肾不足在平补

食材准备：枸杞子 25g、鱼胶 20g、猪肾 250g，植物油、

盐各适量。

烹饪方法：将猪肾洗净，一切两块，除去臊腺，切成小块，鱼胶、枸杞子洗净，备用；将鱼胶、枸杞子、猪肾放入铝锅内，加适量水，放入植物油、盐煮 30 分钟，过滤即成。每日 1 次。

功效主治：枸杞子具有补肝肾、明目的功效，现代医学发现其含有丰富的胡萝卜素、多种维生素和钙、铁等物质，历代医家用以治疗肝血不足、肾阴亏虚之证。《神农本草经》记载："枸杞久服能坚筋骨、耐寒暑，轻身不老，乃中药中之上品。"《本草纲目》记载："枸杞子甘平而润，性滋补……能补肾、润肺、生精、益气，此乃平补之药。"鱼胶即鱼鳔的干制品，富胶质，又名鱼胶、鱼肚或花胶，有补肾益精、滋养筋脉的功效，猪肾可以滋阴补肾。故本汤具有滋补肝肾之效，适用于先兆流产、腰痛、盗汗等症见肝肾不足者。

第三篇
补气养血安胎篇

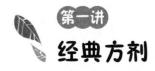

第一讲
经典方剂

一、胎元饮——补气养血胎元固

1. 胎元饮的组成和起源 胎元饮出自明代张景岳《景岳全书·卷五十一》，为安胎名方，具有补肾固胎的功效，主治妇人冲任不足，胎元不安不固，表现为妊娠期间阴道出血、小腹疼痛、腰膝酸软等。胎元饮组成：人参 20g、当归 10g、杜仲 10g、白芍 10g、熟地黄 10g、白术 10g、炙甘草 6g、陈皮 6g。《景岳全书·妇人规》记载："盖气虚则提摄不固，血虚则灌溉不周，所以多致小产。故善保胎者，必当专顾血虚，宜以胎元饮为主而加减用之，其次则芍药芎归汤，再次则泰山盘石散，或《千金》保孕丸，皆有夺造化之功，所当酌用者也。"

2. 胎元饮的巧妙搭配 胎元饮为气血不足之证而设，具有益气养血、补肾固胎之效，主治气血虚弱之胎漏、胎动不安者。方中以人参补益元气，当归、白芍、熟地黄滋阴养血，杜仲温肾助阳，白术、陈皮健脾理气。全方共奏补益气血、益肾健脾之效。如下元不固而多遗浊者，加山药、补骨脂、五味子之类；如气分虚甚者，倍白术，加黄芪；如虚而兼寒多呕者，加炮姜 2～6g；如虚而兼热者，加黄芩 4.5g，或加生地黄 6g，去杜仲；如阴虚小腹作痛，加枸杞子 6g；如多怒气逆者，加香附或砂仁；如有所触而动血者，加川续断、阿胶各 3～6g。

3. 哪些先兆流产患者适合使用 凡属于气血虚弱型先兆流产者均可用治，可通过阴道出血情况与全身症状来辨别。妊娠期间阴道少量流血，色淡红，质稀薄，或小腹空坠疼痛，腰酸，神疲肢倦，心悸气短，面色㿠白，舌质淡，苔薄白，脉细滑。概因气虚胎失所载，血虚胎失所养，气血虚弱，冲任失养，胎气不固，故妊娠期间阴道流血而色淡；气虚升举无力，血虚胞脉失养，气血虚弱，不能化精滋肾，气虚阳气不布，故见神疲肢倦，心悸气短，面色㿠白。

笔者曾治疗过一位患者，李某，女，25 岁，工人，湖南省株洲市炎陵县人。主诉：停经 42 天，阴道少量流血 2 日。病史：患者末次月经 2015 年 11 月 14 日，停经 32 日，自测尿 HCG（＋），无阴道流血，无腹痛腰酸。就诊前 1 日下午，患者无明显诱因出现阴道少量流血，色粉红，量极少，无血块，无腹痛腰酸，无肛门坠胀，急查 B 超示宫内妊娠，见胚囊与胚芽。刻下：早孕 42 天，小腹空坠，阴道极少流血，色淡红，无血块，无腹痛腰酸，无肛门坠胀，无恶心、呕吐，易乏力困倦，不思饮食，寐安，二便调，舌质淡，苔薄白，脉细滑。诊疗：该病证属气血不足、胎元不固，治疗予以益气养血、固肾安胎，方以胎元饮加减，服药后 3 日阴道流血渐止，嘱进食补气补血食物，继续监测产科 B 超。

4. 服用胎元饮的注意事项 胎元饮以补益气血著称，然补肾之力稍欠，若腰酸明显或有堕胎史者，治疗期间可酌加补肾安胎要药寿胎丸之类，以增强补肾安胎之功。

二、胶艾汤——止血安胎阳气护

1. 胶艾汤的组成和起源 胶艾汤出自汉代张仲景《金匮要略》，又名芎归胶艾汤，是一张妇科良方，临床广泛应用于经、孕、产、乳诸妇科疾病，但主要用于妇人的出血证，为后世妇科之"祖方"。凡各种出血，属虚而脏中痛者，男女皆可用之。现代多用于出血性疾病，如功能性失调性子宫出血、先兆流产、习惯性流产、人工流产后子宫出血、月经多，妊娠子宫出血、产后恶露不尽、产后子宫恢复不良（复旧不全）、血小板减少性紫癜、消化性溃疡、外伤出血等伴有腹痛、贫血者。胶艾汤组成：川芎 6g、当归 9g、白芍 12g、阿胶 9g、干地黄 15g、艾叶 9g、甘草 6g。水煎服，阿胶另烊后兑入，温服，每日 2 次。《金匮要略》言："妇人有漏下者，有半产后因续下血都不绝者，有妊娠下血者，假令妊娠腹中痛，为胞阻，胶艾汤主之。"尤怡《金匮要略心典》注曰："妇人经水淋沥，及胎产前后下血不止者，皆冲任脉虚，而阴气不能守也，是惟胶艾汤为能补而固之，中有芎、归能于血中行气，艾叶利阴气，止痛安胎，故亦治妊娠胞阻。胞阻者，胞脉阻滞，血少而气不行也。"

2. 胶艾汤的巧妙搭配 魏荔彤《金匮要略本义》阐述本方义甚为明了，"用芎䓖，行血中之凝，阿胶、甘草、当归、地黄、芍药五味，全补胞血之虚。艾叶，温子藏之血。寒证见，加干姜，热证见者，干姜烧灰存性，温经散寒，开凝通阻，而血反止矣。干姜之加，乃注中所增，实不易之药，余治妇人经血，屡试屡效者也，故竟僭而添入方中，高明鉴焉。"

3. 哪些先兆流产患者适合使用 凡属于气血虚弱型先兆流产者均可用治，可通过阴道出血情况与全身症状来辨别。妊娠期间阴道少量流血，色淡红，质稀薄，或小腹空坠疼痛，腰酸，神疲肢倦，心悸气短，面色㿠白，舌质淡，苔薄白，脉细滑。概因气虚胎失所载，血虚胎失所养，气血虚弱，冲任失养，胎气不固，故妊娠期间阴道流血而色淡；气虚升举无力，血虚胞脉失养，气血虚弱，不能化精滋肾，气虚阳气不布，故见神疲肢倦，心悸气短，面色㿠白。

笔者曾治疗过一位患者，王某，女，27岁，教师，广西壮族自治区南宁市人。主诉：停经49天，腹痛伴阴道少量流血6日。病史：患者末次月经2013年9月27日，月经后期1周，自测尿HCG（＋），外院诊断早孕，宫内妊娠。6日前无明显诱因，患者出现下腹隐痛伴阴道少量流血，色粉红，量极少，无血块，无腰膝酸软，无肛门坠胀，急查B超示宫内妊娠，见胚囊与胚芽，予以黄体酮注射液40mg，每日1次，肌内注射，阴道流血未能停止。刻下：早孕49天，小腹隐痛时作，阴道少量流血，色淡红，无血块，无腰膝酸软，无肛门坠胀、恶心、呕吐时作，气短乏力，纳可，寐安，二便调，舌质淡，苔薄白，脉细滑。诊治：该病证属气血不足、胎元失养，治疗予以益气养血、固肾安胎，方以胶艾汤加减，服药后阴道流血与腹痛渐止，予以继续监测产科 B 超。

4. 服用胶艾汤的注意事项　胶艾汤以滋阴养血、温经止血著称，其中当归、阿胶、芍药、地黄补阴虚，佐以艾叶、干姜温中散寒止血。此方较胎元饮而言，胎元饮补益元气之力不及，但效专滋补阴血，于补血之中尚有温散止血之功，宜用于虚寒性出血者。然补肾之力亦不足，治疗期间可酌加补肾安胎要药寿胎丸之类，以增强补肾安胎之功。

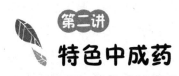

第二讲 特色中成药

一、十全大补丸——十全大补气血虚

主要成分：党参、白术（炒）、茯苓、炙甘草、当归、川芎、白芍（酒炒）、熟地黄、炙黄芪、肉桂。辅料为蜂蜜。

功效主治：温补气血。本品为棕褐色至黑褐色的水蜜丸或大蜜丸；气香，味甘而微辛。用于气血两虚，面色苍白，气短心悸，头晕自汗，体倦乏力，四肢不温，月经量多。

用法用量：口服。水蜜丸，每次 30 粒（6g），每日 2 次或 3 次。

注意事项：忌不易消化食物。感冒发热患者不宜服用。患有高血压、心脏病、肝病、糖尿病、肾病等慢性病严重者，应在医师指导下服用。

二、鹿胎颗粒——气血不足在温补

主要成分：鹿胎。

功效主治：补气养血，调经散寒。每袋装 10g。用于气血不足，虚弱体瘦，月经错后、量少，经行腹痛，寒湿带下。

用法用量：每袋装 10g。口服。每次 1 袋，每日 2 次，1 个月为 1 个疗程。

注意事项：鹿胎既可补益气血，又因性温而有出血、动血之虑，孕妇请遵医嘱服用，确需者方能使用。糖尿病患者禁服；忌食生冷食物；感冒时不宜服用；患有其他疾病者，应在医师指导下服用。月经量多、口干便燥、带下色黄或黏腻者不宜选用。平素月经正常，突然出现月经过少，或经期错后，或阴道不规则出血，或带下伴阴痒，或赤带者，应去医院就诊。服药后痛经不减轻，或重度痛经者，应到医院诊治。

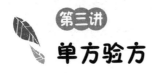

第三讲
单方验方

白芍——养血调经止痛楚

白芍，首见于《神农本草经》，其味苦、酸，性微寒，归肝、脾经，功擅养血敛阴、柔肝止痛、平抑肝阳，可治疗肝血亏虚之月经失调、脘腹疼痛、肝阳上亢之头痛眩晕等。《唐本草》言："益女子血"。《医学启源》云其："安脾经，治腹痛，收胃气，止泻利，和血，固腠理，泻肝，补脾胃。"白芍取自芍药的根，此外，还有赤芍，两者于唐代、宋代以前统称为芍药，唐末宋初始将二者分开，前人有"白补赤泻，白收赤敛"之说，白芍长于养血调经，赤芍长于清热凉血。现代药理研究显示，白芍主要活性成分有芍药苷、牡丹酚、芍药花苷，还含有芍药内酯、苯甲酸等，具有良好的镇痛、抗炎、解痉疗效。

关于"白芍"有一个传说

芍药花盛产于谯陵（今亳州）之地，个大、色白、粉性足，被称为白芍。相传，芍药入药正是名医华佗发现的。很久之前，华佗在自家栽种了很多草药，经常研究药物的治病功效。一位外地商人从山上挖了一株芍花带给华佗，说民间传言芍花可治病也不知真假，请华佗甄别。华佗欣然接下，

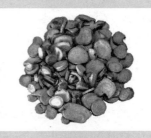

生白芍

将芍花栽培在窗檐下，春天芍花开放，华佗采摘了芍花花瓣和茎叶，并未发现特殊功用，以为芍花并无医治用处，遂将它弃于窗檐不理。

初秋时节，一日华佗在窗檐下挑灯研读医书，隐约看见一女子立于芍花栽植处啼哭，出门仔细一看，并未发现人影，就转身回屋了。刚坐下来就又听见女子啼哭，来来回回好多次，华佗觉得非常奇怪，于是把夫人叫醒，将刚才发生的事情向夫人说了一遍。夫人想了想，对华佗说道："这女子大概是芍花所化，看你这屋前屋后皆是能入药的良草，唯独这一棵芍花被你弃之不用，自然会心中委屈。"华佗也是无奈，这芍花的花朵、茎叶都无用处。夫人提醒华佗，还有芍花的根没有试过，或许有用。华佗听后也没有太注意，自觉神疲乏力，就和夫人灭灯歇息了。

第二日，夫人越想越觉得不对劲儿，总觉得这是芍花传递给她的信息，自己总得要寻个办法成全了芍

花才行。这一日，夫人在田里用刀除草，一不小心被刀划破了手指，血立刻冒了出来。夫人赶紧喊来华佗为自己止血。华佗试了好几种刀伤药物均不见效，没有办法，夫人提醒快去挖些芍花的根，或许能止血。华佗便去窗檐下挖了一些芍花根，捣成泥状敷在伤口上，血竟一点点止住了，过了几天，连伤口也愈合了。华佗大为惊奇，开始对芍花作一系列的研究，发现芍花不仅可以止血，还能活血、滋阴、调经，便将它记在《青囊经》里，更名为"芍药花"。

什么样的先兆流产患者适合使用白芍呢？白芍属于补血类药物的代表药，具有养血止痛之功。先兆流产患者有阴道出血、腹痛之症，白芍一则可养血敛阴，补益血气；二则可以柔肝止痛。芍药与甘草相配伍的芍药甘草汤（汉代张仲景《伤寒杂病论》）现为安胎止痛的名方。芍药酸寒，养血敛阴，柔肝止痛；甘草甘温，健脾益气，缓急止痛。二药相伍，酸甘化阴，调和肝脾，有柔筋止痛之效。

用法用量：5～15g，水煎服。腹痛显著时，可增大剂量（15～30g）。

注意事项：白芍不宜与藜芦同用。阳衰虚寒之证不宜用。

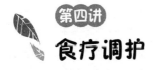

第四讲

食疗调护

一、阿胶鸡蛋羹——健脾益气阴血补

食材准备：鸡蛋 100g（约 2 个）、阿胶 10g、精盐适量。

烹饪方法：鸡蛋磕入碗中，加入精盐、阿胶（捣碎）、清水，搅拌均匀，备用。上锅用大火蒸熟，即可食用。

功效主治：阿胶为补血滋阴的要药，善补阴血，常用治血虚萎黄、眩晕心悸、心烦不眠、肺燥咳嗽等症，鸡蛋可滋阴润燥、养血安胎。故本汤羹具有健脾益气、养血润燥的功效。适宜于体质虚弱、脾胃气虚、贫血之人食用，可用于气血虚弱型先兆流产者。但阿胶滋腻，有肝炎、肾炎、胆囊炎、胆石症之人不宜多食。服用期间忌油腻食物。凡脾胃虚弱、呕吐泄泻、腹胀便溏、咳嗽痰多者慎用。

二、首乌黄芪乌鸡汤——滋补肝肾气血足

食材准备：乌鸡肉 200g、制首乌 10g、黄芪 15g、大枣 10 个。

烹饪方法：将黄芪、制首乌洗净，用棉布袋装，封口；大枣（去核）洗净；乌鸡肉洗净，去脂肪，切成小块。把全部用料一起放入砂锅内，加清水适量，武火煮沸后，文火煮 2 小

时，去药袋后，调味即可，随量饮用。

功效主治：乌鸡肉营养价值极高，富含多种维生素、矿物质及微量元素，含有高水平铁元素，善于滋阴补血、补益肝肾，享有"药鸡"之美誉。明代李时珍《本草纲目》记载："（乌鸡）益产妇，治妇人崩中带下"，能治一切虚证，如头晕目眩、病后虚弱、体质瘦弱、骨蒸潮热、腰腿疼痛、脾虚腹泻、月经不调及遗精等症。黄芪、首乌为补气养血的中药。故本汤具有补气血、滋肝肾之功效，用于妇女气血虚弱、肝肾不足者，如先兆流产、产后体弱等，症见面色苍白或萎黄、头晕耳鸣、烘热汗出、心悸失眠、心惊胆怯、虚弱无力等。本款药膳应在有经验的中医师指导下食用，以防万一。

三、北芪炖鲈鱼——益气安胎伤口愈

食材准备：北黄芪 6g、鲈鱼 500g，生姜、醋、葱、黄酒、食盐、味精各适量。

烹饪方法：鲈鱼宰后洗净，去鳞、鳃及肠等内脏，置油锅内，慢火煎至微焦；北黄芪洗净，稍浸泡；一起与生姜放进炖盅内，加入冷开水 1000ml（4 碗量），隔水炖 3 小时，调入适量食盐、醋、黄酒、味精、葱。每天或隔天 1 次，3～5 次显效。

功效主治：北黄芪，性味甘、微温，入肺、脾经。功能益卫固表，利水消肿，生肌。《名医别录》认为它"主妇人子脏风邪气"。《日华子本草》记载它治"产前后一切病"。鲈鱼，性味甘、平。肉细嫩，味鲜美，含蛋白质约 18%，有滋补的功效。《本草备要图说》记载鲈鱼："益筋骨，和肠胃，补中益气，亦能安胎"。《中国有毒鱼类和药用鱼类》认为它可促进手术伤口愈合。故本品补中益气，补益心脾，健胃生肌。适用于小儿消化不良、妊娠水肿、胎动不安、手术后伤口愈合缓慢等。

第四篇
滋阴清热安胎篇

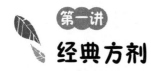

第一讲
经典方剂

🌿 保阴煎——清热凉血胎可护

1. 保阴煎的组成和起源　保阴煎出自明代张景岳的《景岳全书·妇人规》，为治一切阴虚内热动血的要方，具有滋阴降火、清热凉血的功效，主治妇人带下淋浊、色赤带血、血崩便血、月经先期、脉滑，常用于治疗月经先期、功能性子宫出血、宫颈炎、更年期综合征、胎动不安及不孕症等病症。保阴煎组成：生地黄 10g、熟地黄 10g、白芍 10g、山药 10g、川续断 10g、黄芩 10g、黄柏 9g、生甘草 6g。《景岳全书·妇人规》言："妇人伤寒，或劳役，或怒气，发热适遇经行，以致热入血室，或血不止，或血不行，令人昼则明了安静，夜则谵语如见鬼状者是也。若热因外邪，由表而入者，宜一柴胡饮，或三柴胡饮，或四柴胡饮，或《良方》黄龙汤加生地，酌而用之。若或怒或劳，火由内生，其人多汗而无表证者，宜保阴煎……"

2. 保阴煎的巧妙搭配 保阴煎为血热之证而设，具有清热凉血、补肾安胎之效，主治血热胎漏、胎动不安，阴虚血热、恶露不尽。方中以生地黄、黄芩、黄柏清热凉血，熟地黄养血滋阴，白芍养血敛阴，山药补脾肾，续断、甘草益肾止血安胎。全方共奏清热养血、益肾安胎之效。如怒火动血者，加焦栀子；如夜热身热，加地骨皮；如肺热多汗者，加麦冬、酸枣仁；如血热甚者，加黄连；如血虚血滞，筋骨肿痛者，加当归；如气滞而痛，去熟地黄，加陈皮、青皮、牡丹皮、香附等行气止痛之属；如血脱血滑及便血久不止者，加地榆、乌梅，或白芍、文蛤亦可；如少年或血气正盛者，不必用熟地黄、山药；如肢节筋骨疼痛或肿者，加秦艽、牡丹皮。若治疗先兆流产属血热者，药物加减需顾及胎元，不宜过用行气、活血之品。

3. 哪些先兆流产患者适合使用 凡属于血热型先兆流产者均可用治，可通过阴道出血情况与全身症状来辨别。妊娠期间阴道流血，见色鲜红，或腰腹坠胀作痛，心烦不安，手足心热，口干咽燥，小便短黄，大便秘结，舌质红，苔黄，脉滑数。概因热扰冲任，迫血妄行，冲任不固，血海不宁，故妊娠期间阴道流血，色鲜红；热扰心神，故心烦不安；热伤阴津，见手足心热、口干咽燥。

笔者曾治疗过一位患者，李某，女，31岁，网络平台商户，江苏省连云港市人。主诉：停经63天，腹痛伴阴道流血1日。病史：患者末次月经2013年6月22日，停经42天外院查血HCG（＋），B超示宫内妊娠，诊断早孕，予以地屈孕酮 10mg，每日 3 次，口服；复合维生素，每日 1 片。今晨因琐事与家人起争端后出现腹痛伴阴道流血，色鲜红，量时多时少，时有血块，无腰膝酸软，无肛门坠胀。刻下：早孕 63 天，小腹隐痛，阴道流血，量较前减少，色鲜红，无血块，无腰膝酸软，无肛门坠胀，无恶心、呕吐，不思饮食，夜寐不安，手足心热，小便短黄，大便秘结，舌质红，苔薄黄，脉滑数。诊治：该病证属血热内壅、胎元不固，治疗予以清热凉血、固肾安胎，方以保阴煎加减，服药后 2 日阴道流血即止，嘱平心静气、安神定志，产科 B 超继续监测。

4. 服用保阴煎的注意事项 保阴煎清热凉血之力著，非血热证者不可妄用。若阴道流出增多，可加收涩止血药物。

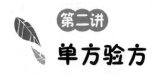

单方验方

🌿 莲子心——清心安胎脾肾固

莲子心，首见于《神农本草经》，其味苦，性寒，归脾、肾、心经，功擅清心安神、交通心肾、涩精止血，可治疗心悸、失眠、遗精、神昏谵语、血热吐血等。《神农本草经》言其："主补中，养神，益气力"。《玉楸药解》曰："甚益脾胃，而固涩之性，最宜滑泄之家，遗精便溏，极有良效。"莲子心来源于莲子，为莲子中的青嫩胚芽，不同于莲子。莲子甘、涩，性平，具有固精止带、补脾止泻、益肾养心的功效；莲子心味苦、性寒，清热安神之力大增。莲子心富含淀粉、蛋白质、脂肪、碳水化合物等。

关于"莲子"有一个传说

相传，地处渤海与黄海交界的普兰店东三华里处，有个叫莲花湖畔的地方，盛开着一片莲花。莲花仙子和她的百姓就居住在这个美满温馨的

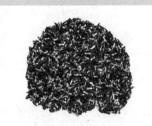

莲子心

地方，耕耘、织布、养蚕、狩猎，日复一日，平静而祥和。直到有一天，突然间西南方向，空中乌云密布、狂风骤起、风沙翻滚，渤海里一股黑色龙卷风向着莲花湖席卷而来，原来是那渤海湾里的蛟龙，他见莲花仙子美丽动人，意图霸占莲花仙子，占领这个地方，统治当地民众，于是就掀起了这场惊天动地的大劫难。莲花仙子和百姓一起拿起武器，保卫自己的家乡，但百姓势弱，打不过蛟龙，死伤了很多人，莲花仙子看在眼里，心中悲恸，她手持家中祖传的双锋宝剑冲出湖面与蛟龙展开了一场生与死的搏斗。

这场大战旷日持久，双方大战数百回合仍不分上下，都精疲力竭。就在最后关头，莲花仙子再次凝聚全身力量，手持双锋宝剑挥出闪眼的光环，一个腾飞的健步冲向蛟龙，刺向蛟龙眼睛与喉咙，斩断蛟龙的身子。邪恶的蛟龙被打败，逃回了渤海湾。莲花仙子大战之后亦是奄奄一息，看着到处残垣断壁，最终用尽全身法力，化作莲花籽撒向湖中，让这里重新开放满池的莲花，象征着新生活、新希望的开始。

什么样的先兆流产患者适合使用莲子心呢？莲子心属于清热安神类药物的代表药，具有交通心神、清热安胎之功。妊娠后胎火旺盛，加之出现先兆流产的症状，孕妇多心思忧虑，夜寐难安，心火上攻，舌尖红苔黄，均可酌加莲子心清热安胎而不伤胎。

用法用量：1.5～3g，水煎服。

注意事项：莲子心苦寒伤胃，妊娠期虽有火旺之征，但不宜过伐其火，故莲子心用量切不可过大。

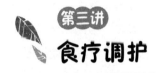

第三讲
食疗调护

一、黄芩蒸猪腰——清热安胎肾可补

食材准备：黄芩 9g、猪肾 2 个。

烹饪方法：将猪肾洗净，去腰臊，切片，放在清水中浸泡 30 分钟，然后每片再切成三片，与黄芩一起放进陶瓷罐隔水旺火清炖至猪肾煮熟，食猪肾喝汤。

功效主治：黄芩苦、寒，有清热安胎作用，汉代张仲景《金匮要略·妇人妊娠病脉证并治》曰："妇人妊娠，宜常服当归散主之。当归散方：当归、黄芩、芍药、川芎各一斤，白术半斤，右五味杵为散，酒饮服方寸匕，日再服。妊娠常服即易产，胎无疾苦，产后百病悉主之。"猪肾补肾，避免黄芩过于苦寒，故本汤可用治血热型胎动不安。

二、杞子二肚汤——杞肚安胎阴血足

食材准备：枸杞子 10g、猪肚 100g、鱼肚（白花胶）30g、调味料适量。

烹饪方法：鱼肚洗净，用清水浸泡 1 小时左右，用姜水焯烫一下，沥干，待用。将猪肚用生粉擦洗几遍，洗去猪肚表面的黏液，直到无滑腻感，然后再用食盐洗、擦、搓猪肚两三遍，以去除腥味。放进开水锅中煮至白脐结皮取出，再放在冷水中，用刀刮去白脐上的秽物，洗净、切片。与枸杞子一同放在锅中，加清水适量煮至猪肚和鱼肚熟后。可饮汤、吃肚及枸杞子，也可使用调味料拌服。

功效主治：鱼肚，是鱼的鳔，经剖制晒干而成，明代李时珍《本草纲目》言："鳔，即诸鱼之白脬，其中空如泡，故曰鳔。可治为胶，亦名旋胶。"鱼肚属四大海味之一，近代被列入"八珍"之一，又叫鱼胶、白鳔、花胶、鱼鳔。其食用价值可追溯至汉代之前，1600多年前的《齐民要术》就有记载。现代研究表明，鱼肚含有丰富的蛋白质和脂肪，主要营养成分是黏性胶体高级蛋白和多糖物质，猪肚可补虚损，健脾胃，枸杞子可补肝肾。故本汤具有补血、滋阴、安胎之效，适用于阴血不足所致的胎动不安、烦躁等。

带下病

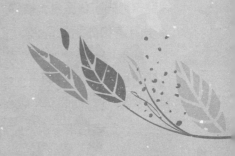

第一篇

基础篇

第一讲

什么是带下·病

一、带下是什么

　　带下一词为中医术语，《黄帝内经素问·骨空论》曰："任脉为病，女子带下瘕聚。"带下的概念有广义和狭义之分。广义的带下泛指妇产科疾病，包括女性经、带、胎、产、杂病，因妇科疾病发生在带脉以下，故有"带下"之称，如名医扁鹊曾为妇产科医生，被称为"带下医"。狭义的带下即为润泽于阴道和外阴的阴液，又可分为生理性带下与病理性带下。前者指无色透明，黏而不稠，无特殊气味，有时略呈白色，故称"白带"，健康女性从月经初潮后开始有带下分泌，其量不多，经前期、经间期、妊娠早期带下量增加，绝经后明显减少；后者指带下病，即带下量、色、质、味异常之病症。

二、生理性带下从何而来

中医学认为，带下是津液中的一种，由肾气足、天癸至、冲任二脉充盛，肾中精气所化。带下的质量随着月经周期中阴阳转化而呈现周期性转化，经后期阴长，带下增多；经间排卵期阴长极至重（重阴转阳），带下量达最多，且见黄润之色，是种子受孕的征兆；绝经后肾气衰退，精血虚少，带下量明显减少，故而阴道干涩。西医学认为，带下是卵巢性激素影响下宫颈腺细胞和阴道黏膜分泌的黏液，具有明显的周期性改变，月经干净后体内雌激素水平降低，宫颈管分泌的黏液量很少。雌激素刺激分泌细胞的分泌功能，随着雌激素水平不断升高，至排卵期，黏液分泌量增加，黏液透明、稀薄，拉丝度可达 10cm 以上。排卵后受孕激素影响，黏液分泌量逐渐减少，质地变黏稠而混浊，拉丝度差，易断裂。

第二讲

带下病的原发病因

一、带下病的分类与病因

带下病即带下量明显增多或减少，色、质、气味异常，伴全身或局部症状者，其名首见于隋代巢元方《诸病源候论·妇人杂病诸侯·带下候》。带下病包括带下过多和带下过少两类，根据带下的颜色又可分为白带、赤带、黄带、青带、黑带、五色带等。

1. 带下过多 指带下量明显增多，色、质、气味异常，或伴有全身、局部症状，如外阴、阴道瘙痒、灼热、疼痛等。中医学认为，带下过多的病因以湿邪为主，脾虚、肾阳虚、阴虚夹湿、湿热下注、热毒蕴结等均可导致任脉不固、带脉失约而发为此病。常有经期、产后摄生不洁，或手术后感染病史。西医学中的阴道炎、宫颈炎、内分泌功能失调（尤其是雌激素水平偏高）等疾病引起的阴道分泌物异常增多与中医学带下过多的病症相类似。

2. 带下过少 指带下量明显减少，甚或全无，以致阴中干涩痒痛，甚至阴部萎缩。中医本无此病名，该病症散见于绝经前后诸症、闭经、不孕、阴痒、阴痛等病症中。中医学认为，带下过少的病因以肝肾亏损、血枯瘀阻导致任脉、带脉失养，引发此疾。常有卵巢早衰、手术切除双侧卵巢、盆腔放疗、肿瘤化疗、产后大出血的病史。带下过少较带下过多为少见，带下过少类似于严重卵巢炎、希恩综合征、卵巢早衰、手术切除双侧卵巢、盆腔放射治疗、肿瘤化疗及其他药物性损伤等导致雌激素水平低下者。

鉴于育龄期女性以带下过多（阴道炎、宫颈炎）的病症为常见，故本文将重点阐述带下过多的辨证与治疗。

二、带下过多的常见诊断要点

带下过多常见于阴道炎、宫颈炎等疾病，其诊断主要依据带下量、色、质的异常，结合全身、局部证候以及舌象、脉象，并参考妇科检查、白带常规及其他辅助检查。许多疾病可以出现带下过多的表现，临证时应分辨主次，辨其寒、热、虚、实。

通过带下特点、妇科检查和白带常规可区别阴道感染的病原体差异。

1. 滴虫性阴道炎 表现为带下稀薄脓性、黄绿色泡沫状，有臭味，伴随外阴阴道瘙痒，或灼痛、性交痛，可有尿频、尿痛等，妇科检查见阴道壁散在出血点，宫颈有出血斑点，呈"草莓样"，白带常规见阴道毛滴虫、多量白细胞。

2. 外阴阴道假丝酵母菌病 表现为带下白色稠厚、凝乳样或豆腐渣样，伴随外阴奇痒、灼痛，可有性交痛、尿痛，妇科检查见外阴红斑、水肿，阴道黏膜红肿、附有白色块状物，擦去后露出红肿黏膜表面，白带常规见假丝酵母菌及少量白细胞。

3. 细菌性阴道病 表现为带下灰白色，均匀，稀薄，鱼腥臭味，伴随无或轻度外阴瘙痒或烧灼感，妇科检查见阴道黏膜无充血的炎症表现，白带常规见线索细胞及极少量白细胞。

4. 老年性阴道炎 表现为带下稀薄、淡黄色，或脓血性，伴随外阴瘙痒或烧灼或干涩，可有尿频、尿痛或尿失禁，妇科检查见外阴阴道呈萎缩性改变，常有散在出血点或点状出血斑，白带常规见大量基底层细胞及白细胞。

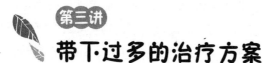

第三讲
带下过多的治疗方案

一、带下过多的中医辨证要点

带下过多主要根据带下的量、色、质、气味以辨其寒、热、虚、实。带下量多，色淡或淡黄，质稀薄，无臭气，绵绵不断者，为脾虚；带下量多，质稀薄如水，无臭气者，为肾阳虚；带下量多，色黄或赤白相兼，质黏稠，有气味者，为阴虚夹湿；带下量多，色黄或黄绿，呈脓性，质黏稠，或如泡沫，或如豆渣，有臭气者，为湿热下注；带下量多，色黄绿如脓，或浑浊如米泔，或赤白相兼，或五色杂下，质黏稠，臭秽难闻者，为热毒蕴结。

二、带下过多的中医治疗要点

带下过多的治疗以除湿为主，治脾宜升、宜燥、宜运，治肾宜补、宜涩、宜固，阴虚夹湿者宜滋阴与清利兼施，湿热和热毒宜清、宜利，局部症状明显者可配合外治法提高疗效。

第二篇

健脾升阳除湿篇

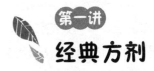

第一讲

经典方剂

🌿 完带汤——健脾疏肝化湿浊

1. 完带汤的组成和起源 完带汤出自《傅青主女科》，为治疗脾虚湿困的祛湿要方，具有健脾益气、升阳除湿的功效，主治脾虚肝郁，湿浊带下，带下色白，清稀如涕，面色㿠白，倦怠便溏，舌淡苔白，脉缓或濡弱。临床常用于治疗阴道炎、宫颈糜烂、盆腔炎属脾虚肝郁、湿浊下注者。完带汤组成：白术30g、山药30g、人参6g、白芍15g、车前子9g、苍术9g、甘草3g、陈皮2g、黑荆芥穗2g、柴胡2g。《傅青主女科》卷上记载："夫带下俱是湿证，而以带下名者，因带脉不能约束，而有此病，故以名之。盖带脉通于任督，任督病而带脉始病……加以脾气之虚，肝气之郁，湿气之侵，热气之逼，安得不成带下之病哉？故妇人有终年累月下流白物，如涕如唾，不能禁止，甚则臭秽者，所谓白带也。夫白带乃湿盛而火衰，肝郁而气弱，则脾气受伤，湿土之气下陷，是以脾精不守，不能化荣血以为经水，反变为白滑之物，由阴门直下欲自禁而不可得也。治法宜大补脾胃之气，稍佐以舒肝之品，使风木不闭塞于地中，则地气自升腾于天上，脾气健而湿气消，自无白带之患矣。"

2. 完带汤的巧妙搭配　本方为治疗白带的常用方剂，所主病证乃由脾虚肝郁、带脉失约、湿浊下注所致。脾虚生化之源不足，气血不能上荣于面而致面色㿠白；脾失健运，水湿内停，清气不升致倦怠便溏；脾虚肝郁，湿浊下注，带脉失约致带下色白量多、清稀如涕；舌淡白，脉濡弱，为脾虚湿盛之象。治宜补脾益气，疏肝解郁，化湿止带。方中重用白术、山药为君，意在补脾祛湿，使脾气健运，湿浊得消；山药并有固肾止带之功。臣以人参补中益气，以助君药补脾之力；苍术燥湿运脾，以增祛湿化浊之力；白芍柔肝理脾，使肝木条达而脾土自强；车前子利湿清热，令湿浊从小便分利。佐以陈皮之理气燥湿，既可使补药补而不滞，又可行气以化湿；柴胡、荆芥穗之辛散，得白术则升发脾胃清阳，配白芍则疏肝解郁。使以甘草调药和中，诸药相配，使脾气健旺，肝气条达，清阳得升，湿浊得化，则带下自止。全方寓补于散，寄消于升，培土抑木，肝脾同治。若兼湿热，带下兼黄色者，加黄柏、龙胆草以清热燥湿；兼有寒湿，小腹疼痛者，加炮姜、盐茴香以温中散寒；腰膝酸软者，加杜仲、续断以补益肝肾；日久病滑脱者，加龙骨、牡蛎以固涩止带。

3. 哪些带下过多患者适合使用　凡属于脾虚湿困型带下症者均可用治，可通过带下情况与全身症状来辨别。见带下量多，色白或淡黄，质稀薄，无臭气，绵绵不断，神疲倦怠，面色㿠白或萎黄，四肢不温或浮肿，纳少便溏。概因脾气虚弱，运化失职，水湿下注，伤及任带，使任脉不固，带脉失约则带下量多，色白或淡黄，质稀薄，无臭气；脾虚中阳不振，清阳不升，则神疲倦怠，面色㿠白或萎黄，四肢不温；脾虚失运，则纳少便溏；脾虚湿浊内蕴，泛溢四肢，则四肢浮肿。此外，舌淡白或腻、脉缓弱均是脾虚湿困之象。

笔者曾治疗过一位患者，张某，女，21 岁，职员，江苏省南京市人。主诉：带下量多伴外阴瘙痒半年余。病史：患者带下量增多半年，色白，时淡黄，质稀薄，外阴瘙痒，小腹坠胀，神疲倦怠，食后尤甚，纳少便溏，舌淡，边有齿痕，苔白腻，脉缓弱。辅助检查：白带常规脓细胞增多，细菌性阴道病（－），真菌、滴虫、支原体、衣原体（－）。诊治：该病证属脾虚湿困、带脉失约，治疗予以健脾利湿止带，方以完带汤加减。治疗 1 个月后症状都消失了。

4. 服用完带汤的注意事项　带下证属湿热下注者，非本方所宜。

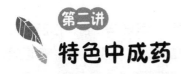

特色中成药

除湿白带丸——健脾止带湿可除

主要成分：党参、白芍、白果仁、当归、黄柏（炭）、牡蛎（煅）、白术（麸炒）、芡实、苍术、荆芥（炭）、茜草、山药、车前子（炒）、陈皮、柴胡、海螵蛸等。

功效主治：除湿健脾。本品为灰褐色的圆形水丸，气微，味淡。用于脾虚，湿盛，白带量多。

用法用量：口服，每次6~9g，每日2次。每20粒重1g。

注意事项：饮食忌生冷、油腻。白带量多伴有其他疾病者，应在医师指导下服药。服药1周症状无改善，或服药后症状加重者，应去医院诊治。老年人、少女、孕妇或长期服药、超剂量服药者，均应在医师的指导下服用。不宜与感冒药同时服用。

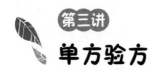

第三讲
单方验方

🌿 苍术——燥湿健脾又明目

苍术，首见于《神农本草经》，其味辛、苦，性温，归脾、胃、肝经，功擅燥湿健脾、祛风散寒、明目，可治疗湿阻中焦、脾失健运而致的脘腹胀闷、呕恶食少、风湿痹证、风寒夹湿表证等。《本草从新》言苍术："燥胃强脾，发汗除湿，能升发胃中阳气，止吐泻，逐痰水。"苍术辛散苦燥，长于祛湿，既能祛外湿，又能祛内湿，不仅适用于湿阻中焦，亦可用于其他湿邪泛滥之症。现代药理研究显示，苍术的主要活性成分为挥发油，含有苍术醇及少量苍术酮等，具有明显的抗副交感神经介质乙酰胆碱引起的肠痉挛作用，苍术醇有促进胃肠蠕动的作用。

关于"苍术"有一个传说

许叔微是宋代名医，年轻时好酒，常于睡前饮酒。初起并不觉得有异常，几年后他得了一种怪病，时感胃中漉漉作响，胁下疼痛，饮食减少，月旬呕吐酸腐，至盛暑夏日，左半身无汗而右半身汗出。许叔微分析了自己的病情，辨为"水湿阻胃"，以嗜饮酒水，伤及脾胃中焦，脾虚则

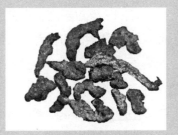

炒苍术

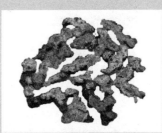

生苍术

水湿不化，脾胃互为表里，则出现上述症状。许叔微认为脾胃属土，恶水湿而喜温暖，苍术气味芳香，性辛、温而味苦，为芳香之品，善能醒脾化湿。湿为阴

邪，得温则化，遂以苍术粉500g、大枣15枚、生麻油300ml调合制成小丸，坚持每天服用50粒，服用并无不适，逐渐增剂量，每日服用100～200粒。坚持服用数月后，许叔微的怪病逐渐减轻，直至痊愈。

什么样的带下过多患者适合使用苍术呢？具有脾虚湿困的带下症状和全身症状的患者，如带下量多、色白或淡黄、质稀薄、无臭气、绵绵不断、神疲倦怠、面色㿠白或萎黄、四肢不温或浮肿、纳少便溏。

用法用量：5～10g，水煎服。

注意事项：阴虚内热，气虚多汗者忌用。

第四讲
食疗调护

一、河鲫鱼煲汤——健脾除湿又通乳

食材准备：鲫鱼1条、薏苡仁30g、砂仁3g、陈皮3g、芫荽（香菜）、生姜适量。

烹饪方法：河鲫鱼去鳞、鳃及内脏，入油锅炸至金黄色取出。炒锅置火上，放入油，放姜片儿、蒜片儿、葱、泡红椒，炒香。将煎好的河鲫鱼加水煮汤，放入味精、鸡精、料酒、胡椒粉等调料，烧沸，去尽浮沫，倒入锅内，用开水猛火煲汤，煮成白色乳状。薏苡仁事先蒸熟，鱼煮好后再加砂仁3g、陈皮3g、芫荽（香菜）20g、生姜10g，稍滚3分钟。喝汤食鲫鱼。

功效主治：鲫鱼肉质细嫩，富含蛋白质、脂肪及大量的钙、磷、铁等矿物质。鲫鱼药用价值极高，味甘、性平，入脾、胃、大肠经，具有健脾、开胃、益气、利水、通乳、除湿的功效，用于脾胃虚弱，少食乏力，呕吐或腹泻；脾虚水肿，小便不利；气血虚弱，乳汁减少；便血，痔疮出血。薏苡仁利湿健脾，除痹清热；砂仁行气化湿，安胎；陈皮可燥湿行气，健脾和胃。本汤具有健脾祛湿之效，适用于脾虚湿盛之带下病。

二、薏仁银耳粳米粥——健脾渗湿气血补

食材准备：薏苡仁50g、粳米50g、银耳10g、山药15g，白糖适量，煲粥食用。

烹饪方法：薏苡仁洗净，用清水浸泡2小时；干银耳清水泡发后清洗干净，去掉根部，撕成小朵；山药切成滚刀块；将泡好的薏苡仁和银耳放入砂锅中，大火煮开后转小火炖1小时，至薏苡仁、银耳软烂；然后将切块的山药放入，继续炖15分钟即可。薏苡仁、粳米、银耳加水煮粥，将成时，加入山药片儿、白糖煮至粥成即可。

功效主治：薏苡仁味甘、淡，性凉，归脾、胃、肺经，有

利水渗湿、健脾止泻、除痹、排脓、解毒散结的作用，用于水肿、脚气、小便不利、脾虚泄泻、湿痹拘挛等症。《本草新编》言薏苡仁："最善利水，不至损耗真阴之气，凡湿盛在下身者，最适用之。"银耳又称"白木耳"，有强精、补肾、润肠、益胃、补气、和血的功效；山药可补脾胃，益肺肾。故本粥具有健脾利湿的功效，可以辅助治疗脾虚湿盛之带下病。

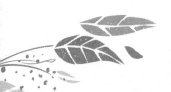

第三篇

温肾固涩止带篇

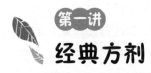

第一讲

经典方剂

🌿 内补丸——温肾止带溲可固

1. 内补丸的组成和起源 内补丸出自清代吴道源《女科切要》，为治疗肾阳虚证的止带要方，具有温肾培元、固涩止带的功效，主治女子带下过多属阳虚者，其白带量多稀薄且伴有腰膝酸软、乏力气短、虚冷、头昏等肾阳亏虚的症状。内补丸组成：鹿茸6g、菟丝子10g、沙蒺藜10g、紫菀10g、黄芪10g、肉桂10g、桑螵蛸10g、肉苁蓉10g、附子10g（制）、茯神10g、白蒺藜10g等。《女科切要》记载："经曰：思虑无穷，所愿不遂，意淫妄想，入房不能，带脉不引，则为白淫。夫肾脏以怿用事，志意内治，则精全而涩。若眠思梦想，欲淫不能，则淫不守，辄随溲便而下也。尼姑寡妇，最多此症。白淫责于阳虚，当益火之源，鹿茸、肉苁蓉、人参之类，治宜内补丸。要在临症斟酌有火无火而用之，庶无误矣。"

2. 内补丸的巧妙搭配 本方用以大量补肾助阳之品，如鹿茸、菟丝子、紫菀、肉苁蓉、沙蒺藜、白蒺藜，加以桑螵蛸收涩止带，黄芪益气固肾，肉桂、附子（制）温助元阳，茯神宁心安神。若便溏者，去肉苁蓉加补骨脂、肉豆蔻温肾健脾；小便清长或夜尿频多者，加益智仁、覆盆子以温肾固涩。

3. 哪些带下过多患者适合使用 凡属于肾阳虚型带下过多者均可用治，可通过带下情况与全身症状来辨别——见白带量多，色白清冷，质稀薄，淋漓不断。概因肾阳不足，命门火衰，封藏失职，使任脉不固，带脉失约，故带下量多，色白清冷，淋漓不断。此外，尚可见其他肾阳亏虚症状，因腰为肾之外府，肾虚外府失养，则腰酸如折；肾虚命火不足，阳气不能外达，则畏寒肢冷；肾阳虚衰，不能温煦胞宫，则小腹有冷感；肾阳虚衰上不能温脾胃、下不能暖膀胱，则大便溏薄、小便频数清长。舌淡、苔薄白、脉沉迟皆是肾阳虚之征象。

笔者曾治疗过一位患者，王某，女，38 岁，职员，江苏省南京市人。主诉：带下量多 2 个月余。病史：患者带下量增多 2 个月余，色白清冷，淋漓不断，质稀薄，小腹冷感，腰膝酸软，下肢失温，纳少便溏，夜尿清长，舌淡，苔薄白，脉沉迟。辅助检查：白带常规脓细胞增多，细菌性阴道病（－），真菌、滴虫、支原体、衣原体（－）。诊治：该病证属肾阳不足、带脉失约，治疗予以温肾助阳止带，方以内补丸加减。治疗 3 个月后诸症悉减。

4. 服用内补丸的注意事项 本品适用于肾阳虚型带下过多者，带下过多见虚热或实热者皆不宜用之。

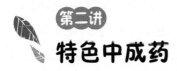

第二讲
特色中成药

🌿 金锁固精丸——补肾固精似金锁

主要成分：沙苑子（炒）、芡实（蒸）、莲子、莲须、龙骨（煅）、牡蛎（煅）等。

功效主治：固肾涩精。本品为黑色的包衣浓缩丸；除去包衣后，显棕黑色；味微甘、苦。用于肾虚不固所致遗精滑泄、神疲乏力、四肢酸软、腰痛耳鸣。

用法用量：每15丸相当于原药材3g。空腹用淡盐水或温开水送服，每次15丸，每日3次。

注意事项：肝经湿热下注或阴虚火旺者，不宜使用。感冒发热勿服。

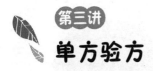

第三讲
单方验方

一、沙苑子——补肾固精又明目

沙苑子，首见于《本草衍义》，又称"潼苑子""沙苑蒺藜"，其味甘，性温，归肝、肾经，功擅补肾固精、养肝明目，用治肾虚腰痛、阳痿遗精、遗尿尿频、白带过多、目暗不明、头昏眼花等。《本草从新》言沙苑子："补肾，强阴，益精，明目。治带下，痔漏，阴癀，性能固精。"《本草纲目》亦言其能："补肾，治腰痛泄精，虚损劳乏。"沙苑子属于温肾药物，本品甘温补益，兼具有收涩性，类似菟丝子平补肝肾而以收涩见长，常以本品补肾固精、缩尿止带，与莲子、莲须、芡实等同用，治遗精、遗尿、带下，如《医方集解》中的金锁固精丸。现代药理研究显示，沙苑子的活性成分主要为氨基酸、多肽、蛋白质、酚类、鞣质、甾醇、三萜类及孕酮等。沙苑子有显著抗疲劳作用，总黄酮有降压、降脂、增加脑血流量的作用。

关于"沙苑子"有一个传说

　　沙苑子又称"白蒺藜"，其名与唐玄宗李隆基的永乐公主相关。相传，永乐公主自出生后就常易生病，面黄肌瘦，年年需药食调摄，却不得疗效。后逢安史之乱，永乐公主在战乱中与玄宗走失，与乳娘一起流落到陕西沙苑一带，被一位鹤发

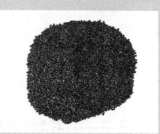

沙苑子

童颜、精神矍铄的名叫东方真人的游乡道士收养。永乐公主与民间孩童一起嬉戏游玩。她们常结伴在野外游逛，或到山坡上去摘野果，或到沙滩上找白蒺藜，采摘后的白蒺藜多交于东方真人入药，剩余自己泡服作茶饮用。

直到安史之乱平定后，玄宗已让位于肃宗，肃宗颁布诏令，四处寻觅永乐公主。永乐公主奉召回朝，肃宗见公主面色红润，肤白貌美，体态轻盈，全不似之前病恹恹的样子，问起缘故。永乐公主据实禀告，将白蒺藜聪耳明目的妙用一五一十地告知肃宗，并奉上从沙苑带回的白蒺藜。肃宗试用后确感有效，不禁对此药大加赞赏，令凤翔县每年进贡白蒺藜入宫，因其来自陕西沙苑一带，故由肃宗下旨，名为沙苑子，从此这种沙滩上的野草，变成了一味名药。

什么样的带下过多患者适合使用沙苑子呢？具有肾阳亏虚的带下症状和全身症状的患者，如带下量多、质稀薄如水、无臭气、腰酸如折、畏寒肢冷、小腹有冷感、大便溏薄、小便频数清长等。

用法用量：10～20g，水煎服。

注意事项：本品为温补固涩之品，阴虚火旺及小便不利者忌服。

二、蛇床子——温肾止带湿虫除

蛇床子，首见于《神农本草经》，其味辛、苦，性温，有小毒，归肾经，功擅杀虫止痒、燥湿、温肾壮阳，用治阴部湿痒、湿疹、疥癣、寒湿带下、湿痹腰痛、肾虚阳痿、宫冷不孕等。《名医别录》言蛇床子："温中下气，令妇人子脏热，男子阴强，久服轻身，令人有子。盖以苦能除湿，温能散寒，辛能润肾，甘能益脾，故能除妇人男子一切虚寒湿所生病。寒湿既除，则病去身轻，性能益阳，故能已疾，而又有补益也。"蛇床子属于攻毒、杀虫、止痒中药，本品辛苦温燥，有杀虫止痒、燥湿的作用，为皮肤病、妇科病常用药，常与苦参、黄柏、白矾等配伍，且外用较多，现临床多用治滴虫性阴道炎。此外，本品性温热可助阳散寒，辛、苦又具有燥湿祛风之功，治疗带下腰痛，尤其是寒湿兼肾虚所致者，常与山药、杜仲、牛膝等同用。现代药理研究显示，蛇床子的活性成分主要为挥发油，还含有香豆精类等成分，如蛇床明素、花椒毒素。蛇床子提取物具有雄激素样作用，且具有抑菌、杀虫、抗炎、镇痛等作用。

 关于"蛇床子"有一个传说

传说在一个小岛上有一种叶子如羽毛、花开如雨伞的草药，如用其种子煎水沐浴，可治顽固的瘙痒等皮肤病，但岛上满是毒蛇，蛇还喜欢躺此药上为窝，很难采摘。直到有一日，在离岛百余里外有一个村庄，村民们忽然得了一种怪病，得病者

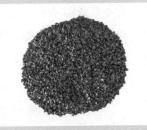

蛇床子

全身皮肤长鸡皮疙瘩，瘙痒无比，病者多无法忍耐瘙痒而抓得皮肤鲜血淋漓方能缓解一会儿。更恐怖的是，这种怪病不明原因地四处流传，接触到感染患者的皮肤脓液就易发病。

村里医生久治不效，外村医生也不敢赶赴救治。村里患病者越来越多，严重者，因瘙痒抓得皮肉露出骨头、伤口流脓，痛苦万分。没有医生来救治，村民们只能自生自灭。一个老者在这时突然想起了这种在毒蛇岛的草药或许能救下全村人的命，可是一听说岛上满布毒蛇后，村里的人又都不敢前往了。一个患病的青年实在不能忍耐这种奇痒，横竖是一个死，青年咬咬牙，走上了采摘草药的路途。由于毒蛇喜爱卧在这种草药上，为了采草药就必须先对付小岛上的毒蛇，青年在路途中找到了一位治蛇高手，向他求取了治蛇秘方。高手嘱其于端午节这天午时上岛，带上雄黄和黄酒，见蛇即挥洒雄黄酒，毒蛇闻之就不会动

了。青年带着雄黄和黄酒于端午节这日上了小岛，果不其然，这漫山遍野都是各种大大小小、五颜六色的蛇，令人毛骨悚然。青年按之前治蛇高手所指示，挥洒雄黄和黄酒，毒蛇闻了后果然如死了一般盘在地上不动了。青年迅速从蛇身底下挖出许多草药带回乡里。

乡亲们用这种草药煎水淋浴，草药种子种植栽培，不久，这种皮肤顽疾就被治愈了。因为这种草药是从毒蛇身子底下采来的，所以，村民将它称作"蛇床子"。

什么样的带下过多患者适合使用蛇床子呢？具有肾阳亏虚的带下症状和全身症状的患者，如带下量多、质稀薄如水、无臭气，腰酸如折，畏寒肢冷，小腹有冷感，大便溏薄、小便频数清长等。且蛇床子止痒之效佳，温肾之功显，尤其宜于寒湿或虚寒所致者。

用法用量：外用适量，多煎汤熏洗或研末调敷。内服3～9g。

注意事项：阴虚火旺或下焦有湿热者不宜内服。

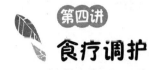

食疗调护

一、沙苑子猪肝汤——温肾止带精自固

食材准备：猪肝 300g、沙苑子 30g、枸杞子 10g、白菜 50g、鸡蛋 50g，调料适量。

烹饪方法：猪肝洗净，去筋膜，切成薄片儿；生姜洗净切成薄片儿；葱洗净切成葱花；枸杞子用温水洗净；沙苑子、白菜取叶洗净待用；鸡蛋去黄留清，与豆粉调成蛋清豆粉；沙苑子用清水熬两次，每次 15 分钟，共收液 100ml；猪肝用精盐（1g）、蛋清、豆粉浆好；锅置火上放入猪油，注入肉汤 1000g，下药液、姜片儿、料酒、精盐、胡椒粉，待汤开时下入肝片儿；烧至微沸时用筷子轻轻将猪肝拨开；放入枸杞子、白菜煮 2 分钟；加葱花，再放味精调味，起锅装入汤盆即成。

功效主治：沙苑子温补肝肾，固精，缩尿，明目，用于肾虚腰痛、遗精早泄、白浊带下、小便余沥、眩晕目昏等症，配合枸杞子补益肝肾，猪肝养肝，鸡蛋补肾填精，故本汤具有温肾助阳、固精止带之功。

二、蛇床子粥——杀虫止痒肾阳助

食材准备：蛇床子 10g、大米 50g、白糖适量。

烹饪方法：将蛇床子择净，放入锅中，加清水适量，浸泡 5~10 分钟后，水煎取汁，加大米煮粥，待熟时调入白砂糖，再煮一二沸服食，每日 1 剂。

功效主治：蛇床子，为伞形科一年生草本植物蛇床子的果实，我国各地均产。中医认为，蛇床子性味辛、苦、温，入肾、肝经，具有温肾壮阳、燥湿杀虫之功，适用于肾虚阳痿、腰膝酸软、尿频、宫寒不孕及白带阴痒、疮癣瘙痒等。《本草纲目》言蛇床子："主治妇人阴中肿痛，男子阳萎"。《大明本草》言蛇床子："暖丈夫阳气，助女人阴气"。药理研究表明，本品含香豆精类成分蛇床子素及挥发油等，其醇提物皮下注射，能延长小鼠交尾期，并能使去势的小白鼠重现交尾期，还能使子宫和卵巢的重量增加，有类似性激素样作用。本品对阴道滴虫、致病性皮肤真菌有抑制作用，并能减少炎症分泌物、渗出物，近年来用本品制成的片剂、栓剂、软膏剂等，对阴道滴虫、阴囊湿疹、疮癣瘙痒等症有一定疗效。煮粥服食，对男女肾阳亏虚所致的各种病症，都有治疗作用，正如《本草纲目》所言："蛇床乃右肾命门、少阳、三焦气分之药，神农列之上品，不独辅助男子，而又有益妇人。"

第四篇

养阴清热止带篇

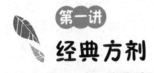

第一讲

经典方剂

🌿 知柏地黄丸——滋阴降火带下除

1. 知柏地黄丸的组成和起源 知柏地黄丸出自清代吴谦的《医宗金鉴》，为治阴虚火旺证之要方，具有滋阴降火、清热利湿的功效。用于阴虚火旺、潮热盗汗、口干咽痛、耳鸣遗精、小便短赤等症。知柏地黄丸组成：熟地黄 24g、山茱萸 12g、山药 12g、泽泻 9g、茯苓 9g、牡丹皮 9g、知母 6g、黄柏 6g。

2. 知柏地黄丸的巧妙搭配 本方由具有滋肾养阴功效的六味地黄汤加清热降火的知母、黄柏组成。带下量多明显者，加芡实、金樱子收涩止带；失眠多梦明显者，加柏子仁、酸枣仁以养心安神；咽干口燥甚者，加沙参、麦冬以养阴生津；五心烦热甚者，加地骨皮、银柴胡以清热除烦；头晕目眩者，加女贞子、墨旱莲、白菊花、钩藤以滋阴清热、平肝息风。

3. 哪些带下过多患者适合使用　凡属于阴虚火旺型带下过多者均可用治，可通过带下情况与全身症状来辨别。见带下量多，色黄或赤白相兼，质黏稠，有气味，阴部灼热或瘙痒，概因肾阴不足，相火偏旺，损伤血络，复感湿邪，损伤任带，致任脉不固，带脉失约，故带下量多，色黄或赤白相兼，质黏稠，有气味，阴部灼热或瘙痒。此外，尚可见其他阴虚火旺的症状，如肾主骨、腰为肾之外府，肾阴虚则腰膝酸软；阴虚生内热，则五心烦热，咽干口燥；阴虚则阳失潜藏，虚阳上扰则烘热汗出，头晕耳鸣；肾水亏损，不能上济于心，则失眠多梦。舌红，苔少或黄腻，脉细略数，皆为阴虚火旺之征象。

笔者曾治疗过一位患者，赵某，女，34岁，美容师，江苏省镇江市人。主诉：带下量多色黄1个月。病史：患者带下量增多伴色黄1个月，质稠，味臭，淋漓不断，阴部瘙痒，腰膝酸软，头晕耳鸣，口舌生疮，五心烦热，纳少，夜寐不安，入睡困难，小便短赤，大便秘结，舌尖红，苔薄黄，脉细数。辅助检查：白带常规脓细胞增多，细菌性阴道病（＋），真菌、滴虫、支原体、衣原体（－）。诊治：该病证属肾阴亏虚、带脉失约，治疗予以滋阴益肾止带，方以知柏地黄丸加减，联合甲硝唑外用，1周后复查白带常规正常。

4. 服用知柏地黄丸的注意事项　虚寒性病证患者不适用。

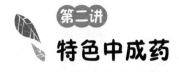

第二讲
特色中成药

知柏地黄丸——滋阴清热肾水足

主要成分：知母、熟地黄、黄柏、山茱萸（制）、山药、牡丹皮、茯苓、泽泻。辅料：蜂蜜。

功效主治：滋阴清热。本品为黑棕色的浓缩丸，气微，味苦、酸。用于阴虚火旺、潮热盗汗、口干咽痛、耳鸣遗精、小便短赤。

用法用量：每8丸相当于原生药3g。口服。每次8丸，每日3次。

注意事项：孕妇慎服。虚寒性病证患者（怕冷，手足凉，喜热饮）不适用。本品不宜和感冒类药同时服用，宜空腹或饭前服用，开水或淡盐水送服。

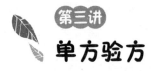

第三讲
单方验方

一、芡实——固精健脾带下愈

芡实，首见于《神农本草经》，俗称"鸡头米""鸡头"，其味甘、涩，性平，归脾、肾经，功擅益肾固精、健脾止泻、除湿止带，用治带下病、脾虚久泻、遗精滑精等症。《本草纲目》言芡实："止渴益肾。治小便不禁，遗精，白浊，带下。"《本草从新》亦言芡实："补脾固肾，助气涩精。治梦遗滑精，解暑热酒毒，疗带浊泄泻，小便不禁。"芡实属于收涩止带要药，为虚、实带下证之常用药物，具有益肾健脾、收敛固涩、除湿止带的作用，为治疗带下证的佳品，治疗脾肾两虚之带下清稀者，常与党参、白术、山药等药同用，若湿热带下黄稠，则可配伍清热利湿之黄柏、车前子等。现代药理研究显示，芡实的活性成分主要为淀粉、蛋白质、脂肪、碳水化合物等，具有收敛、滋养的作用。

 关于"芡实"有一个传说

古时候，战火连绵，粮食紧缺，有一户人家男丁都战乱而死，只剩下媳妇、婆婆和一双幼小的儿女。媳妇名叫倩娘，贤惠能干，但巧妇也难为无米之炊。为了给家里存足口粮，倩娘常常忍饥挨饿，把口粮留给

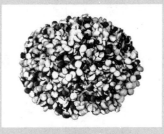

芡实

婆婆与儿女，自己在野地里挖野菜充饥。这一日，她又瞒着家里到野外挖野菜，因饥饿过度晕倒在河边。她睁开眼睛后迷迷糊糊地看见一只只野鸡高高翘起头，但又晕了过去。等她再次醒来，发现河边有一种形状像鸡头但说不出名字的水草，倩娘采摘了好些这样的"鸡头"回去悄悄煮食。意外的是，这些煮熟的"鸡头"表面会裂开一道口子，剥开表层皮壳后里面是一粒粒发散着清香、饱满而雪白的果仁，食用后既能充饥又有不错的口感。自此之后，倩娘采摘了好些果实回家，混在粮食中煮食，在倩娘的操持下，全家终于渡过了饥荒，这种"鸡头"样的果实也被命名为"倩食"，后来流传下来，被写作"芡实"。

什么样的带下过多患者适合使用芡实呢？凡有带下过多者，无论其证属寒、属热、属虚、属实，皆可使用芡实。因其益脾肾固涩之中，又能除湿止带，为带下证之常用药物。

用法用量：10～15g，水煎服。

注意事项：无明显不良反应。

二、金樱子——缩尿止带肾精固

金樱子，首见于《雷公炮炙论》，其味酸、涩，性平，归膀胱、大肠经，功擅固精缩尿止带，用治带下、遗精滑精、遗尿尿频、久泻久痢等症。《梦溪笔谈》曰："金樱子，止遗泄，取其温且涩也，世之用金樱子者，待其红熟时，取汁熬膏用之，大误也，红则味甘，熬膏则全断涩味，都失本性。今当取半黄时采，干捣末用之。"《滇南本草》言金樱子："治日久下痢，血崩带下，涩精遗泄。"金樱子亦属于收涩止带要药，本品味酸而涩，功专固敛，入肾经，具有固精、缩尿、止带作用，适用于肾虚精关不固、带脉不束之带下过多等症，常与芡实、补骨脂、菟丝子、海螵蛸等补肾固涩之品同用。现代药理研究显示，金樱子的活性成分主要为苹果酸、枸橼酸、鞣酸和树脂。金樱子所含鞣质具有收敛、止泻作用，煎液具有抑菌和抗动脉粥样硬化作用。

关于"金樱子"有一个传说

很久很久以前，有一户人家，五代单传，到了这一代，虽有三个儿子，但大房、二房均无子嗣，只有三儿子生了一个儿子。可是这个宝贝疙瘩儿子自小就有尿床的不足之症。直至其成年都未能医治好。

这个小儿子到了婚娶年龄，因为有尿

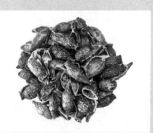

金樱子

床的毛病，七村八店的姑娘都不愿意嫁来，一家人为他的婚事愁白了头。有一天，一个背着药葫芦（系着一缕金黄的缨穗）的老药农从村口经过，进屋讨了一口水喝。家人看出这个老头儿是个老药农，就急忙向老药农寻求治疗尿床的药物。老药农告诉他们，确有这么一种草药可以治疗他们家儿子的尿床顽疾，但是这种草药生长在南方，那边有严重的瘴气，使人不能靠近。这家人为了家族后继有人，齐刷刷跪下，哀求老药农去寻找这种草药。老药农同情这家人的遭遇，虽然前路危险，还是应承了下来。

过去了一个月，老药农没有回来，又过去了一个月，老药农还是没回来，这家人早已失去了信心，估摸着老药农是不会回来了，到了第三个月，老药农终于又回来了，但老药农中了严重的瘴气，浑身浮肿、面无血色，奄奄一息，把草药从药葫芦里取出后就去世了。这家人感恩老药农的大恩大德，厚葬了老者，儿子服用这种草药后尿床的病就医治好了，此后，还成了家，生了个大胖小子。为了纪念舍身采药的老人，但他们又不知道老者的名字，便以老药农身上药葫芦的金色缨穗，将这种草药命名为"金缨子"，后来就衍变成了"金樱子"。

什么样的带下过多患者适合使用金樱子呢？金樱子主收涩之功而无补益之效，凡带下、遗精、滑精、遗尿、脱肛、脱垂等症皆可用之。然而，因其专攻收涩，为治标之药，而非治本之品，故治疗需要联合芡实、山药、莲子、薏苡仁之类以疗其根本。

用法用量：6～12g，水煎服。

注意事项：湿热之邪盛者不宜使用。

第四讲 食疗调护

一、芡实鳝鱼汤——固经止带阴虚补

食材准备：活白鳝鱼250g、芡实50g、玉竹15g、百合20g，料酒、葱、生姜、味精、盐适量。

烹饪方法：鳝鱼宰杀，去内脏，洗去血水，去骨和头，鳝鱼肉切成条，入油锅中炸至金黄色捞出。锅中注入适量肉汤，加入鳝鱼肉、盐、药包、料酒、葱、生姜，煮至肉和蹄筋熟烂，拣去药包、葱、生姜即成。最后放入少许盐调味，吃肉喝汤。每日1剂，连服数日。

功效主治：鳝鱼就是大家俗称的黄鳝，归肝、脾、肾经，肉质富含蛋白质、脂肪、钙、磷、铁等，具有益气血、补肝肾、强筋骨、祛风湿的作用，善治虚劳、阳痿、腰痛、风湿痹证等。芡实具有益肾固精、补脾止泻、除湿止带的功效；玉竹滋阴润肺，益胃生津；百合可养阴润肺，清心安神。故本汤具有滋阴降火、固经止带的功效。

二、虫草炖乌鸡汤——温肾止带又补虚

食材准备：冬虫夏草10g、乌骨鸡块300g，料酒、葱、生姜、盐、味精、五香粉各适量。

烹饪方法：冬虫夏草水发后洗净，与乌骨鸡肉块、料酒、葱、生姜一起入锅，加水煮沸，改小火煮至乌骨鸡肉块酥烂，加入盐、味精、五香粉调味即可。每日1剂，分2次佐餐食用，可连用数剂。

功效主治：冬虫夏草甘、温，功能补虚损、益精气、止咳化痰，善治痰饮喘嗽、虚喘、痨嗽、咯血、自汗盗汗、阳痿遗精、腰膝酸痛、病后久虚不复等病症。《药性考》言冬虫夏草："秘精益气，专补命门。"《本草从新》亦言其："保肺益肾，止血化痰，已劳嗽。"本汤具有温肾补虚、止带等功效，适用于肾虚型阴道炎等。

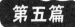

第五篇

清热利湿止带篇

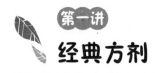

第一讲
经典方剂

🌿 止带汤——清利湿热带下止

1. 止带汤的组成和起源 止带汤出自清代陆懋修《世补斋不谢方》，为清热利湿的名方，具有清利湿热、杀虫止带的功效。主治妇人带下色黄，有异味，质稠者。止带汤组成：猪苓10g、茯苓10g、车前子10g、泽泻10g、茵陈10g、赤芍10g、牡丹皮10g、黄柏9g、栀子6g、牛膝10g等。

2. 止带汤的巧妙搭配 方中猪苓、茯苓、车前子、泽泻利水渗湿止带；赤芍、牡丹皮清热，凉血活血；黄柏、栀子、茵陈泻热解毒，燥湿止带；牛膝利水通淋，引诸药下行，使热清、湿除、带自止。若带下如脓血而臭秽者，加土茯苓、败酱草、苦参清热祛湿毒；小腹疼痛甚者，加川楝子、延胡索行气止痛；胸闷甚者，加瓜蒌壳；饮食欠佳或纳呆者，加炒山楂、砂仁化湿行气；若肝经湿热下注，见带下色黄，或黄绿，质黏或呈泡沫状，有臭气，阴户或阴道痒痛者，可改用龙胆泻肝汤清肝利湿；若湿浊偏盛，见带下量多，色白质黏，如豆渣状或凝乳状，阴部瘙痒者，可改用萆薢渗湿汤清热利湿、疏风化浊。

3. 哪些带下过多患者适合使用 凡属于湿热下注型带下过多的患者均可用治，可通过带下情况与全身症状来辨别，见带下量多，色黄或呈脓性，质黏稠，有臭气，外阴瘙痒。概因湿热蕴积于下，损伤任、带二脉，故带下量多，色黄或呈脓性，质黏稠，有臭气，外阴瘙痒。此外，尚可见其他湿热内蕴的症状，如湿热内阻中焦则胸闷纳呆，口苦而腻；湿热蕴结，阻遏气机，则小腹疼痛；湿热伤津，则小便黄赤。舌红、苔黄腻而厚、脉濡数，皆为湿热之征象。

笔者曾治疗过一位患者，欧某，女，29岁，职员，江苏省南京市人。主诉：带下量多色黄伴外阴瘙痒1周。病史：患者带下量增多1周，色黄，时呈脓性，质稠，味臭，阴部瘙痒难耐，时有两侧少腹刺痛，肛门坠胀，纳少，口苦而腻，夜寐不安，多梦，小便黄赤，大便秘结，舌尖红，苔黄腻，脉数。辅助检查：白带常规脓细胞增多，支原体（＋），细菌性阴道病（－），真菌、滴虫、衣原体（－）。诊治：该病证属湿热下注、带脉失约，治疗予以清热利湿止带，方以止带汤加减。药用1周后诸症悉减，但复查支原体仍呈阳性，继续予以中药止带汤联合米诺环素治疗支原体感染。

4. 服用止带汤的注意事项 带下量多属于脾虚或肾虚者不宜使用该方。

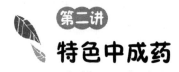

第二讲
特色中成药

一、妇科千金片——清热除湿兼化瘀

主要成分：千斤拔、金樱根、穿心莲、功劳木、单面针、当归、鸡血藤、党参等。

功效主治：清热除湿，益气化瘀。本品为薄膜衣片，除去包衣后显灰褐色；味苦。用于湿热瘀阻所致的带下病、腹痛，症见带下量多、色黄质稠、臭秽，小腹疼痛，腰骶酸痛，神疲乏力；慢性盆腔炎、子宫内膜炎、慢性宫颈炎见上述证候者。

用法用量：口服。每次6片，每日3次。

注意事项：忌辛辣、生冷、油腻食物。患有高血压、心脏病、肝病、糖尿病、肾病等慢性病严重者及腹痛较重者，均应在医师指导下服用。

二、苦参凝胶——清热祛湿带下愈

主要成分：苦参总碱。

功效主治：清热除湿，抗菌消炎。本品为棕色透明胶冻状半固体水溶性凝胶。用于宫颈糜烂、赤白带下、滴虫性阴道炎及阴道真菌感染等妇科慢性炎症。

用法用量：每支装 5g，含苦参总碱以氧化苦参碱计为 100mg。每晚 1 支，注入阴道深处。

注意事项：遮光，密封，在 25℃以下凉暗处保存，并防止结冰。

三、保妇康栓——清利湿热瘀滞除

主要成分：莪术油、冰片。

功效主治：行气破瘀，生肌止痛。方中莪术油化瘀消肿止痛；冰片清热消肿。二药合用，共收行气破瘀、消肿止痛之效。本品呈乳白色、乳黄色或棕黄色的子弹形。用于湿热瘀滞所致的带下病，症见带下量多、色黄、时有阴部瘙痒；真菌性阴道炎、老年性阴道炎、宫颈糜烂见上述证候者。

用法用量：洗净外阴部，将栓剂塞入阴道深部；或在医生指导下用药。每晚 1 粒。

注意事项：妊娠 12 周内禁用。如遇天热，栓剂变软，切勿挤压，可在用药前将药放入冰箱内或冷水中冷冻 5～10 分钟。外形改变不影响疗效。真菌性阴道炎易再发，必须满疗程治疗；待症状完全消失后，再巩固治疗 2～3 个疗程，月经期也应坚持上药。如有肛门痒或配偶有感染，也应同时治疗。老年性阴道炎用本药 1～2 个疗程可使阴道细胞学发生显著改变，使表层及角化细胞增加恢复阴道上皮抵抗和自洁能力，上述症状明显改善。

四、复方黄柏洗液——清热燥湿痒带去

主要成分：黄柏、地肤子、千里光、岗松油、大叶桉油、满山香油、蛇床子等。

功效主治：清热燥湿，祛风止痒。用于湿热下注所致的阴部瘙痒，或灼热痛，带下量多，色黄；真菌性、滴虫性阴道炎、外阴炎以及由湿热引起的皮肤病。

用法用量：取出此药品后需加温水 5～10 倍来稀释，擦洗、冲洗、坐浴或用本品装入冲洗器对阴道灌洗。每天 1 次或 2 次，10 日为 1 个疗程。

注意事项：清洗器洗如果用法不当，易损伤阴道或将细菌带入阴道内，引起感染。

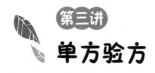

第三讲
单方验方

一、苦参——清热燥湿凭味苦

苦参，首见于《神农本草经》，其味苦，性寒，归心、肝、胃、大肠、膀胱经，功擅清热燥湿、杀虫利尿，可治疗湿热带下、阴肿阴痒、湿疹湿疮、皮肤瘙痒、疥癣、湿热小便不利、湿热泻痢、便血、黄疸等疾病。《本草纲目》曰："苦参、黄柏之苦寒，皆能补肾，盖取其苦燥湿，寒除热也。热生

风，湿生虫，故又能治风杀虫。惟肾水弱而相火胜者用之相宜，若火衰精冷，真元不足，及年高之人不可用也。"苦参既能清热燥湿，又能杀虫止痒，为治疗湿热所致带下证及某些皮肤病的常用药，单用煎水外洗有效，或配伍黄柏、蛇床子治疗湿热带下、阴肿阴痒。现代药理研究显示，苦参的活性成分主要为苦参碱、氧化苦参碱、异苦参碱等。本品对心脏具有明显的抑制作用，可使心率减慢、心肌收缩力减弱，以及抗心律失常作用。此外，尚有抑菌、抗炎、抗过敏、抗肿瘤等作用。

关于"苦参"有一个传说

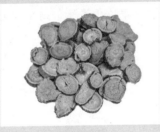

苦参

相传，很久很久以前，有个苦命的放牛娃，父母早亡，在财主家以放牛为生。财主欺负他年幼，经常打骂不休。放牛娃身上无一块儿好皮肤，财主又不给他上药医治。没过多久，放牛娃身上长满了疮。可巧的是，财主家小儿子也突然得了一种病，也是身上长满了暗疮，财主以为是放牛娃传染的，命家人将其赶出家门，找个没人的地方把放牛娃杀了，以免传染更多的人。

可怜的放牛娃一路逃命，躲到了一个大山石缝里，却碰到山体塌方，再也没有醒来过。村民怜悯他自小无父无母，身世凄惨，就用泥沙和石头把放牛娃掩埋了，做了个简易的墓碑。这一日，忽然这种暗疮病一夜之间传染遍了整个村落，奇痒无比，试了很多药都治不好。

晚上，所有村民都做了同一个梦，是放牛娃托梦，告诉村民在山体塌方的地方有许多根状物，拿回家煮食或淋浴后可以治疗此病。村民们急忙上山找到这种草药的根，果然，服用几日后瘙痒止住了，暗疮也渐渐愈合。财主知道了这事，也上山寻找，却只发现一堆堆小果子，财主以为这就是治病的草药，就拿回家熬煮，财主小儿子刚服下后就死掉了。天网恢恢，善恶有报，村人感念苦命的放牛娃，就将这种草药叫为"苦参"，愿他来世再也别受这种苦。

现代药理研究证实，苦参根能清热燥湿、杀虫，可治疗皮肤瘙痒、癣等症；苦参子外用却有腐蚀肌肉的作用。

什么样的带下过多患者适合使用苦参呢？具有湿热症状的带下过多患者，如带下量多、色黄或呈脓性、质黏稠、有臭气、外阴瘙痒、胸闷纳呆、口苦而腻、小腹疼痛、小便黄赤等。

用法用量：5～10g，水煎服。外用适量。

注意事项：脾胃虚寒者忌用，反藜芦。

二、龙胆草——清热燥湿少阳舒

龙胆草，首见于《神农本草经》，其味苦，性寒，归肝、胆经，功擅清热燥湿、泻肝胆火，可治疗湿热带下、阴肿阴痒、湿疹瘙痒、湿热黄疸、肝火头痛、目赤耳聋、胁痛口苦、惊风抽搐等疾病。《本草新编》曰："龙胆草，其功专于利水，消湿，除黄疸，其余治目、止痢、退肿、退热，皆推广之言也。"《本草正义》曰："龙胆草，大苦大寒，与芩连同功，但《本经》称其味涩，则其性能守而行之于内，故独以治骨热著；余则清泄肝胆有余之火，疏通下焦湿热之结，足以尽其能事；而霉疮之毒，疳疮之疡，皆属相火猖狂，非此等大苦大寒，不足以泻其烈焰，是又疏泄下焦之余义矣。"龙胆草亦属于清热燥湿要药。本品苦寒，清热燥湿之中，尤善清下焦湿热，常用治下焦湿热所致诸症，常配伍泽泻、车前子等药。现代药理研究显示，龙胆草的活性成分主要为龙胆苦苷、獐牙菜苦苷、三叶苷等。龙胆草水浸剂具有抑菌作用，龙胆草苦苷具有抗炎、保肝、抗疟原虫作用，龙胆碱具有镇静作用，大剂量使用有降压作用。

关于"龙胆草"有一个传说

传说，有座山叫大洋山，山顶有一座"蛇神庙"，庙里正殿中悬挂着这样的一副对联："心平还珠蛇神为娘，心贪刺胆蛇娘吞相。"它讲述了一

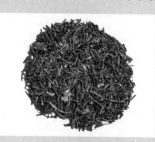

龙胆草

个与"龙胆草"有关的故事。在大洋山角下有个大洋村，村里有个无父无母、吃百家饭长大的孩子，唤作曾童。这一日，曾童正在山上放牛，看到山坪的水塘中有一条大蛇盘旋在中央，其嘴中还含着一个璀璨的夜明珠。曾童壮着胆子，拾起明珠嬉戏。大蛇醒来发现明珠遗失，慌忙四处寻找。曾童当夜还是把明珠送还去水塘，大蛇见曾童老实真诚，又听说他身世凄苦，愿收曾童为义子，抚养膝下，识字练武。

转眼，五年过去了，曾童在蛇母的抚养下已经长成一个翩翩少年。蛇母指点曾童，当今太子病重，若曾童能够医治好太子，那高官厚禄、富贵荣华自会享用不尽。曾童为难，想到自己不会医术，如何能治疗太子的病。蛇母让曾童顺蛇口钻入蛇肚，摸到蛇胆，举针一刺，接了几滴胆汁，这蛇胆汁就能解太子的疾病。

曾童来到京城，接了皇榜，果然用蛇胆汁治好了太子的病，皇帝见其风度翩翩、饱读诗书、满腹经纶，便留他陪太子读书习武，赐名曾相。从此，曾相过上了锦衣玉食的日子。次年，公主不幸罹患上了相同的病，皇帝诏曾相治疾，并愿将公主下嫁。曾相求功心切，回蛇母处讨要治病良药。蛇母嘱托曾相，只可针戳一下，勿贪多。曾相原答应地好好的，但转念一想既然这蛇胆汁这么有用，索性多取些，一连猛刺几针。大蛇负痛，恶心地大口吐出好些胆汁到草上，便昏死过去，就成了"蛇胆草"。曾相因为贪心也闷死在蛇母腹中。蛇母苏醒，怨曾相贪心，但又悯公主病重，就代曾相将蛇胆草敬献给皇帝以救治公主。公主服用蛇胆草后即刻痊愈，皇帝大喜，问起蛇母此神药名字，蛇母回禀"蛇胆草"，皇帝没有听清，以为是"龙胆草"，止不住夸赞，可谓金口一言，自此龙胆草闻名于世间。

什么样的带下过多患者适合使用龙胆草呢？适合使用龙胆草的带下过多患者大多具有肝经湿热的症状，如带下多而色黄，或黄绿，质黏或呈泡沫状，有臭气，阴户或阴道痒痛，头痛口苦，烦躁易怒，舌边红，苔黄腻，脉弦滑等。

用法用量：3~6g，水煎服。

注意事项：脾胃虚寒者不宜用，阴虚津伤者慎用。

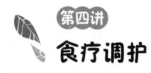

第四讲
食疗调护

一、猪肝马鞭草汤——清热利水化毒瘀

食材准备：猪肝 60g、马鞭草 30g、调味品适量。

烹饪方法：将猪肝切成小块，并拌匀，用盖碗盖好，猪肝码在碗口四周，封住水蒸气，放入锅内蒸 30 分钟。

功效主治：马鞭草味苦，性凉。归肝、脾经。功能活血散瘀、清热解毒、利水退黄，用于癥瘕积聚、痛经经闭、喉痹、痈肿、水肿、黄疸、疟疾等病症。《本经逢原》言："鞭草色赤入肝经血分，故治妇人血气腹胀，月经不匀。通经散瘕，治金疮行血活血。生捣汁饮治喉痹痈肿。又捣敷治下部疮及蠹尿，男子阴肿。惟阴血虚而胃弱者勿服。"《本草备要》亦言其功在："泻，破血，消胀，杀虫。味苦微寒。破血通经，杀虫消胀。治气血癥瘕，痈疮阴肿（捣汁涂敷）。"故本汤具有清热燥湿、解毒杀虫之功。

二、马齿苋饮——清热化湿又解毒

食材准备：马齿苋 50g，蜂蜜适量。

烹饪方法：将鲜马齿苋 50g 洗净，冷开水再浸洗一次，切小段，搅拌机搅烂，榨取鲜汁，加入蜂蜜适量调匀，隔水炖熟即可，分 2 次饮用。

　　功效主治：马齿苋性味酸、寒，功能清热解毒，化湿止带，可抑制多种菌群，抗炎，主治细菌性阴道病所引起的白带增多，证属湿热或热毒内盛者。《本草正义》言："马齿苋，最善解痈肿热毒，亦可作敷药，《蜀本草》称其酸寒，寇宗奭谓其寒滑，陈藏器谓治诸肿，破痃癖，止消渴，皆寒凉解热之正治。苏恭亦谓饮汁治反胃，金疮流血，诸淋，破血癥瘕，则不独治痈肿，兼能消痞。苏颂谓治女人赤白带下，则此症多由湿热凝滞，寒滑以利导之，而湿热可泄，又兼能入血破瘀，故亦治赤带。濒湖谓散血消肿，利肠滑胎，解毒通淋，又无一非寒滑二字之成绩也。"故本饮品具有清热解毒、利湿止带的功效。

第六篇

清热解毒止带篇

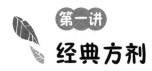

第一讲
经典方剂

🌿 五味消毒饮——清热解毒带下除

1. 五味消毒饮的组成和起源　五味消毒饮出自清代吴谦《医宗金鉴》，为清热剂，具有清热解毒、消散疔疮的功效。主治疔疮初起，发热恶寒，疮形如粟，坚硬根深，状如铁钉，以及痈疡疔肿、红肿热痛，舌红苔黄，脉数。临床常用于治疗急性乳腺炎、蜂窝织炎等外科急性感染，急性泌尿系感染、胆囊炎、肺炎、流行性乙型脑炎等传染病具有热毒证候者。五味消毒饮组成：金银花 20g、野菊花 15g、蒲公英 15g、紫花地丁 15g、紫背天葵子 15g。本方以清热解毒，消散疔疮为主，原多用治由热毒壅滞于肌肤所致的痈肿，现可用治热毒蕴结型带下过多者，如生殖道炎症严重或有癌前病变征象者。

2. 五味消毒饮的巧妙搭配 方中金银花、野菊花清热解毒散结，金银花入肺胃，可解中、上焦之热毒，野菊花入肝经，专清肝胆之火，二药相配，善清气分热结。蒲公英、紫花地丁均具清热解毒之功，为痈疮疔毒之要药；蒲公英兼能利水通淋，泻下焦之湿热，与紫花地丁相配，善清血分之热结。紫背天葵能入三焦，善除三焦之火。全方相配伍，具有气血同清、三焦同治，兼能开三焦热结、利湿消肿的治疗特点。热重，可加黄连、连翘之类清泄热毒；血热毒盛，加赤芍、牡丹皮、生地黄等，以凉血解毒；积液多、炎症包块大者，加败酱草、红藤等；腹痛甚者，加赤芍、牡丹皮、红花、乳香、没药；体质弱或内分泌失调者，加茯苓、生地黄；有尿频、尿痛、尿急症状者，加滑石。

3. 哪些带下过多患者适合使用 凡属于热毒蕴结型带下过多患者均可用治，可通过带下情况与全身症状来辨别，见带下量多、黄绿如脓，或赤白相兼，或五色杂下，质黏腻，或如脓样，臭秽难闻。概因热毒损伤任、带二脉，故带下量多，赤白相兼，甚或五色杂下，热毒蕴蒸，则带下质黏如脓样，臭秽难闻。此外，尚可见其他热毒蕴结证的表现，如热毒蕴结，瘀阻胞脉，则小腹作痛，腰骶酸痛；热毒伤津，则口苦咽干，烦热头晕，大便干结或臭秽，小便短赤。舌红、苔黄或黄腻、脉滑数皆是热毒蕴结之征象。

笔者曾治疗过一位患者，方某，女，47岁，职员，江苏省南京市人。主诉：带下黄绿如脓伴下腹疼痛2个月。病史：患者带下黄绿如脓2个月，时有血色，质稠，味臭难闻，阴部瘙痒，下腹疼痛时作，口苦咽干，大便干结，小便短赤，舌红，苔黄，脉滑数。辅助检查：白带常规：脓细胞增多，支原体、衣原体（＋）、细菌性阴道病（－）、真菌、滴虫（－）；妇科检查：宫颈见一个大小约 1cm×1.5cm 的异物增生，表面凹凸不规则，见脓性分泌物，轻触有出血。诊治：该病证属热毒蕴结、带脉失约，治疗予以清热解毒止带，方以五味消毒饮加减。服药 1 周后带下色、质、味好转，因患者母亲有宫颈癌病史，建议其行宫颈异物活检，明确病理后进一步规范化治疗。

4. 服用五味消毒饮的注意事项 脾胃虚弱、大便溏薄者慎用；阴疽肿痛者忌用。

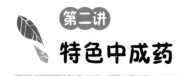

特色中成药

一、康妇消炎栓——清热解毒利湿浊

主要成分：苦参、败酱草、紫花地丁、穿心莲、蒲公英、猪胆粉、紫草（新疆紫草）、芦荟。

功效主治：清热解毒，利湿散结，杀虫止痒。方中苦参清热燥湿，杀虫止痒，为君药。蒲公英、败酱草清热解毒，消痈散结，祛湿排脓；穿心莲、猪胆粉、紫花地丁清热解毒，共为臣药。紫草清热凉血，芦荟泻下通便，共为佐药。诸药相伍，共奏清热解毒、利湿散结、杀虫止痒之功。本品为黑褐色鱼雷型栓剂。用于湿热、湿毒所致的带下病、阴痒、阴蚀，症见下腹胀痛或腰骶胀痛，带下量多，色黄，阴部瘙痒，或有低热，神疲乏力，便干或溏而不爽，小便黄；盆腔炎、附件炎、阴道炎。

用法用量：栓剂，每粒重 2.8g。直肠给药，每次 1 粒，每日 1 次或 2 次。

注意事项：孕妇禁用。脾肾不足所致虚寒带下病、阴蚀，见带下量多、色白清冷、质稀无臭、淋漓不断，伴面色萎黄、神疲乏力、头晕耳鸣、腰膝酸软、口淡无味、小便清长、大便溏薄、舌淡嫩有齿痕、脉缓弱或沉细无力者，不宜使用。血虚失荣所致的腹痛，见腹痛绵绵、腰骶胀痛，伴月经量少、色淡质稀，面色淡白、头晕心悸、失眠多梦，舌淡苔薄白、脉细弱者，不宜使用。本品为直肠外用给药，禁止内服。过敏体质者慎用。肛肠疾病者慎用，请咨询医师。

二、红核妇洁洗剂——祛湿杀虫止痒毒

主要成分：山楂核干馏液。

功效主治：祛湿杀虫，止痒解毒。用于湿毒下注之阴痒、带下，真菌性阴道炎和非特异性阴道炎见上述症候者。

用法用量：外用；用药前，用水清洗阴部后擦干，取 10ml 药液于稀释瓶中，加温开水至 100ml 稀释后用，冲洗外阴，连用 7 天。

注意事项：孕妇慎用。

三、金刚藤胶囊——清热解毒湿浊祛

主要成分：金刚藤。

功效主治：清热解毒，化湿消肿。本品为胶囊剂，内容物为棕黄色或棕褐色的颗粒；气微香，味苦、涩。用于湿热下注所致的带下量多、黄稠，经前腹痛；慢性盆腔炎、附件炎或附件炎性包块见上述证候者。

用法用量：每粒装 0.5g。口服，每次 4 粒，每日 3 次，2周为 1 个疗程或遵医嘱。

注意事项：孕妇忌服。

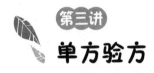

第三讲
单方验方

一、紫花地丁——清热消肿凉血毒

紫花地丁，首见于《本草纲目》，其味苦、辛，性寒，归心、肝经，功擅清热解毒、凉血消肿，可治疗疔疮肿毒、乳痈肠痈、毒蛇咬伤等疾病，还可用于肝热目赤肿痛以及外感热病。《本草纲目》言其："治一切痈疽发背，疔疮瘰疬，无名肿毒，恶疮。"《本草正义》记载："地丁专为痈肿疔毒通用之药。"紫花地丁苦泄辛散，寒能清热，入心肝血分，故能清热解毒、凉血消肿、消痈散结，为治血热壅滞、痈肿疮毒、红肿热痛的常用药物，尤以治疗疔毒为擅长，可单用鲜品捣汁内服，也可与蒲公英、野菊花等清热解毒之品合用，均有良效。现代药理研究显示，紫花地丁的活性成分主要为苷类、黄酮类。紫花地丁具有明显的抗菌作用，对结核杆菌、痢疾杆菌等均有抑制作用，并具有抗病毒作用，尚有解热、消炎、消肿等作用。

关于"紫花地丁"有一个传说

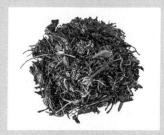

紫花地丁

话说在很久以前，有一对异性兄弟，以乞讨为生，相依为命。一日，弟弟不知怎么突然得了急症，手指生疔疮，红、肿、热、痛，异常难受。哥哥带着弟弟去药铺求药，但掌柜见是两个乞丐付不起药费，就把兄弟俩赶了出去，也不顾他们的死活。哥哥相信天无绝人之路，没有放弃希望，和弟弟一起上山采些草药，先缓解些症状。日落西山，兄弟俩爬到山坡，哥哥蓦然发现眼前有一片紫色花草丛，哥哥采摘了几朵送给弟弟看，弟弟哭喊着疔疮热痛难忍，哥哥心中着急，把掐下来的花朵在嘴里嚼着，觉得凉爽，急中生智，将咬碎的花朵敷在疔疮上，给弟弟的疔疮降热。没想到，弟弟的疔疮竟有些许好转，哥哥忙采摘了大片紫草花朵，一部分捣烂外敷疔疮，一部分煎煮熬成汤液内服，竟把这疔疮给治好了。哥哥见这种紫草具有清热解毒的奇效，因花开紫色而名为"紫花地丁"，传给世人，对痈肿、疔疮、丹毒、乳痈、肠痈、毒蛇咬伤、瘰疬、跌打损伤等外科领域的热、毒、肿、痛、疮类疾病都有确切的疗效。

什么样的带下过多患者适合使用紫花地丁呢？适合使用紫花地丁的带下过多患者大多具有热毒蕴结的症状，如带下量多，黄绿如脓，或赤白相兼，或五色杂下，质黏腻。若腰骶酸痛，带下臭秽难闻者，可加穿心莲、半枝莲、鱼腥草清热解毒除秽；若小便淋痛，兼有白浊者，酌加土牛膝、虎杖等清热解毒、除湿通淋；若脾胃虚弱，正气不足者，酌加黄芪扶正解毒。

用法用量：15～30g，水煎服。外用鲜品适量，捣烂敷患处。

注意事项：体质虚寒者忌用。

二、半枝莲——清热解毒水肿驱

半枝莲，见于《校正本草纲目》，其味辛，性平，归心、肺、小肠经，功擅清热解毒、利水消肿，可治疗疮痈肿毒、蛇虫咬伤、腹胀水肿、湿疮湿疹等疾病。《陆川本草》言其："解毒消炎，利尿，止血生肌。"半枝莲具有较好的清热解毒作用，是治疗热毒所致的疮痈肿毒诸症常用的药物。内服、外用均可，尤以鲜品捣烂外敷疗效更佳。现代药理研究显示，半枝莲的活性成分主要为生物碱、黄酮苷、皂苷、氨基酸等。半枝莲总生物碱及粉剂和浸剂，口服均有显著而持久的利尿作用，本品煎剂具有抗蛇毒与抑菌作用。

关于"半枝莲"有一个传说

半枝莲之名与汉代开国大将韩信相关，其又名"韩信草"。相传，韩信入伍从军前，因亡父丧母，家道中落，常被集市无赖欺辱。这一

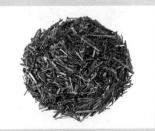
半枝莲

天，韩信捕了好多鱼，放到集市去卖，遇到无赖言语挑衅，与他们打了起来，无奈寡不敌众，韩信被无赖

打得病情严重，几日下不来床。邻居大妈悲悯韩信孤苦，熬制了一锅草药和稀粥来照料韩信。过了一段时间，韩信的伤痛都痊愈了。自韩信随军后，大小战役不计其数，每到有部下受伤后，韩信就派人到田野里采集那种草药，熬制汤药给将士服用，每每都能治愈。将士们便将这种草药命名为"韩信草"，用于治疗跌打损伤、吐血、咯血、痈肿疔疮等疾病，从而流传于世。

什么样的带下过多患者适合使用半枝莲呢？适合使用半枝莲的带下过多患者大多具有热毒蕴结的症状，如带下量多，黄绿如脓，或赤白相兼，或五色杂下，质黏腻。现代研究认为，半枝莲具有抗癌作用，常在癌前病变中使用。

用法用量：10～15g 干品水煎服，30～60g 鲜品水煎服。外用适量。

注意事项：虚证水肿忌用。半枝莲有小毒，过量使用可中毒，尤其是半边莲碱注射给药过量时，极易导致中毒。

三、白花蛇舌草——清热解毒利湿图

白花蛇舌草，首见于《广西中药志》，其味微苦、甘，性寒，归胃、大肠、小肠经，功擅清热解毒、利湿通淋，可治疗痈肿疮毒、咽喉肿痛、毒蛇咬伤、热淋涩痛等疾病。此外，本品清热之余尚能利湿，可用于湿热黄疸。《泉州本草》言其："清热散瘀，消痈解毒，治痈疽疮疡、瘰疬；又能清肺火，泻肺热，治肺热喘促、嗽逆胸闷。"《广西中草药》记载其："清热解毒，活血利尿。治扁桃体炎，咽喉炎，阑尾炎，肝炎，痢疾，尿路感染，小儿疳积。"白花蛇舌草苦、寒，有较强的清热解毒作用，用治热毒所致诸症，内服、外用均可，单用鲜品捣烂外敷亦可。现代药理研究显示，白花蛇舌草的活性成分主要为三十一烷、豆甾醇、熊果酸、齐墩果酸等。本品有微弱的抑菌作用，能促进抗体形成，使白细胞吞噬能力增强，从而达到抗菌、抗炎作用。此外，尚有镇痛、镇静、催眠、保肝、利胆的作用。

关于"白花蛇舌草"有一个传说

白花蛇舌草之名源自一首歌谣"白花蛇舌草纤纤，伏地盘桓农舍边，自古好心多善报，灵虫感德药流传"。据传说，城里有位大善人，乐善

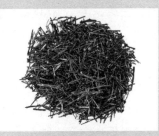

白花蛇舌草

怀仁，惠及生物，常常放生百蛇。但他得了一种怪病，此病导致大善人胸背憋痛，低热羁缠，咯吐秽

脓，而且遍请名医，百医无效。忽然一夜，一位白衣女子飘然而至，对大善人言明她就是大善人放生的百蛇之母，感念大善人放生之恩德，特来助恩人渡过此劫，在院中蛇舌伸吐处化作丛丛小草可治此症。大善人急忙遣家人去院中查看，果然见埂坎边长着许多梦中所见的那种开着小白花的纤纤小草，煎煮成汤药给大善人服下。连服数日，大善人咯出大量脓痰后心胸宽阔了许多，其后也病愈了。大善人将此草药命名为"白花蛇舌草"，广施于百姓。

什么样的带下过多患者适合使用白花蛇舌草呢？适合使用白花蛇舌草的带下过多患者大多具有热毒蕴结的症状，如带下量多、黄绿如脓，或赤白相兼，或五色杂下、质黏腻。现代研究认为，白花蛇舌草清热解毒消肿之效佳，已广泛用于各种癌症的治疗，常与半枝莲、紫花丁地、七叶一枝花等药配伍应用。

用法用量：10～15g 干品水煎服，30～60g 鲜品水煎服。外用适量。

注意事项：虚证水肿忌用。

四、七叶一枝花——解毒消肿广菌谱

七叶一枝花，又称"重楼""蚤休""草河车"，首见于《神农本草经》，其味苦，性微寒，归肝经，功擅清热解毒，消肿止痛，凉肝定惊，可治疗痈肿疔疮、咽喉肿痛、毒蛇咬伤、惊风抽搐、跌打损伤等疾病。《本草汇言》曰："蚤休，凉血去风，解痈毒之药也。"七叶一枝花清热解毒，功专清肝热。现代药理研究显示，七叶一枝花的活性成分主要为蚤休苷、薯蓣皂苷、单宁酸等。七叶一枝花具有广谱抗菌作用，对化脓性球菌的抑制作用优于黄连，尚有镇静、镇痛、镇咳、平喘、止血、抗肿瘤作用。

关于"七叶一枝花"有一个传说

相传，有一书生家贫，靠上山砍柴换钱为生。这一日，书生不慎被山上的毒蛇咬了，立马就昏死过去，人事不知。这山上的蛇剧毒无比，书

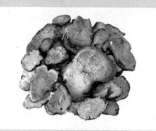

七叶一枝花

生也是命不该绝，这时有七位仙女和王母娘娘踏彩云而来，本欲游历山峦，看到书生此景，念其自幼孤苦，心生恻隐。在伤口上，围放着7块罗帕，罗帕中央放着碧玉簪，集此仙气，书生身上的蛇毒解除了，而腿上的伤口也愈合了。等待书生醒来，七位仙女和

王母娘娘早已飘然离开，而7块罗帕与1枝碧玉簪已经变成7片翠叶托着一朵金花的野草。书生将自己的奇遇告诉村民，并带着村民上山寻找这种野草，用这种仙草治疗被蛇咬伤的村民，果然有效，书生遂将此种药草命名为"七叶一枝花"。

什么样的带下过多患者适合使用七叶一枝花呢？适合使用七叶一枝花的带下过多患者大多具有热毒蕴结的症状，如带下量多、黄绿如脓，或赤白相兼，或五色杂下、质黏腻。现代研究认为，七叶一枝花解毒消肿之力强，常配伍相应的药物广泛应用于多种癌症，如宫颈癌、直肠癌、肝癌、食管癌、急性白血病等。此外，尚能治疗腮腺炎、咽喉炎、宫颈糜烂以及皮肤感染性炎症等。

用法用量：3～9g，水煎服。外用适量，捣敷或研末调涂患处。

注意事项：体虚、无实火热毒者、孕妇及患阴证疮疡者均忌服。

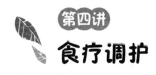

第四讲
食疗调护

一、蒲公英薏米瘦肉汤——清热解毒湿可祛

食材准备：猪瘦肉 250g、蒲公英 30g、生薏苡仁 30g。

烹饪方法：将蒲公英、生薏苡仁、猪瘦肉洗净，一起放入锅内加适量清水，武火煮沸后，改文火煲 1~2 小时，调味供用。

功效主治：蒲公英，别名黄花地丁、婆婆丁、华花郎等。味苦、甘，性寒，归肝、胃经，具有清热解毒、消肿散结、利尿通淋的功效，主治疔疮肿毒、乳痈、瘰疬、目赤、咽痛、肺痈、肠痈、湿热黄疸、热淋涩痛等病症。《本草经疏》曰："蒲公英，味甘平，其性无毒。当是入肝入胃，解热凉血之要药。乳痈属肝经，妇人经行后，肝经主事，故主妇人乳痈肿乳毒，并宜生啖之良。"《本草衍义补遗》又言蒲公英："化热毒，消恶肿结核，解食毒，散滞气。"生薏苡仁有清热、利湿、排脓的作用。故本汤具有清热解毒、祛湿止带的功效，适用于湿热黄带，症见带下黄臭、质黏、烦渴欲饮、口苦咽干、下腹疼痛、小便短黄、舌苔黄腻、脉滑而数，亦可用于阴道炎、输卵管炎等。

二、土茯苓饮——解毒除湿利筋骨

食材准备：土茯苓 50g、白糖（或蜂蜜）适量。

烹饪方法：土茯苓加水两碗半，文火炖至一碗，用时加糖或蜂蜜调味。

功效主治：土茯苓味甘、淡，性平，归肝、胃经，具有解毒、除湿、通利关节的功效，主要用于梅毒及汞中毒所致的肢体拘挛、筋骨疼痛、湿热淋浊、带下、痈肿、瘰疬、疥癣等疾病。《本草再新》言其："祛湿热，利筋骨。"《本草正义》言："土茯苓，利湿去热，能入络，搜剔湿热之蕴毒。其解水银、轻粉毒者，彼以升提收毒上行，而此以渗利下导为务，故专治杨梅毒疮，深入百络，关节疼痛，甚至腐烂，又毒火上行，咽喉痛溃，一切恶症。"故本饮品具有清热解毒之功效，可用治宫颈癌白带增多者。

45检